増補決定版

脳死の人

生命学の視点から

森岡正博
Masahiro Morioka

法藏館

決定版のまえがき

一九九九年に、脳死の人からの心臓移植が再開された。

実に、三十一年ぶりのことだ。

しかし、脳死と臓器移植は、今後、さらに大きな問題となってわれわれに迫ってくることだろう。なぜなら、脳死の本質とは、この社会における「人と人との関わり方」の問題だからであり、さらには、臓器移植を可能にした現代の科学文明のあり方をどう考えるのかという問題だからである。

いまから十一年前、すなわち一九八九年に出版した『脳死の人』は、それらの点を徹底的に掘り下げたものであった。本書が、脳死問題だけではなく、広く生命倫理を考えるうえでの基本図書として読み継がれてきたことは、とてもうれしい。「脳死は人と人との関わり方である」という本書の主張は、いまなおその鋭さを失っていないはずだ。

旧版が絶版となったのを機に、このたび法藏館から「増補決定版」として再刊していただけることになった。『脳死の人』初版の本文には、まったく手を加えなかった。

今回、増補決定版と銘打ったのは、『脳死の人』出版後に書いた二本の重要な文章を付け加えたからだ。ひとつは、臓器移植法が制定された一九九七年、心臓移植施設に指定されて緊張感みなぎる大阪の国立循環器病センターで、現役の移植医たちを前に積年の思いをぶつけた「移植前夜、循環器病センターでの講演」(未発表)である。もうひとつは、臓器移植法見直しの年である二〇〇〇年に、雑誌『論座』に発表した、脳死の子どもからの移植についての提言「子どもにもドナーカードによるイエス、ノーの意思表示の道を」である。ともに、『脳死の人』初版発表後の、私の思索として読んでいただければうれしい。

脳死は、われわれの死生観や、現代の科学文明の行く末を考えるうえで、避けては通れない問題だ。これからもしぶとく考え続けていきたい。

二〇〇〇年五月

旧版のはしがき

わが国の脳死論は、だいたい三つの時期に分けることができます。

最初の時期は、一九八〇年ごろから一九八五年ごろまで。この時期は、脳死論のいわば夜明けです。一九八三年に、厚生科学研究費による「脳死に関する研究班」（いわゆる竹内班）が発足し、脳死という問題が社会的に注目され始めました。この時期を代表する書物としては、

東大ＰＲＣ企画委員会編『脳死』（技術と人間、一九八五・三、初版）

中島みち『見えない死』（文藝春秋、一九八五・九）

があります。

第二期は一九八六年ごろから一九八七年ごろまで。この時期には、一九八五年一二月に発表された厚生省竹内班の脳死判定基準（いわゆる竹内基準）をめぐって議論が集中しました。マスコミはいっせいに竹内基準をとりあげ、脳死ということばは一気にポピュラーなものになりました。第二期を代表する書物としては、

立花隆『脳死』（中央公論社、一九八六・一〇、雑誌連載は一九八五・一一〜一九八六・八）

竹内一夫『脳死とはなにか』（講談社ブルーバックス、一九八七・五）

があります。一九八八年一月に「脳死をもって人間の個体死と認めてよい」という日本医師会の見解が出されて、政策上は、脳死に対して一定の方向性が打ち出されました。しかし、判定基準の問題は決して解決されたわけではなく、現在も議論が続いています。

いまや脳死論は第三期に入ろうとしています。第三期の特徴は、「脳死」そのものの解明というよりも、「脳死」をきっかけにして見えてきた社会の姿、日本文化の姿、現代医療の姿を追求してゆこうとする姿勢です。言い換えれば、「脳死」を見るのではなく、脳死を通して「現代」を見るという問題意識です。このような視点からの先駆的な書物として、

波平恵美子『脳死・臓器移植・がん告知』（福武書店、一九八八・五）

があります。これは脳死・がん告知などをきっかけにして、日本の文化や社会の深層構造を解明しようとする試みです。

本書もこの第三期の書物です。私は本書で、次の二つのことを重点的に述べようと思います。

(1) マスコミでは「脳死の倫理問題」ということばがよく使われていますが、「脳死の倫理問題」とは本当のところ、いったい何なのでしょう？　私は、「脳死の倫理問題」の本質は、脳死になった人とそれを取り巻く人の、人と人との関わり方の問題であると考えます。

(2) 脳死を追求してゆくと、そこには現代社会の抱えるさまざまな問題、たとえば現代社会の効率性、現代医療の部分主義、医師の啓蒙観などが、じつにクリアーに見えてきます。ことばを聞いただけではまだピンとこないと思いますが、これらを分かりやすく考えてゆきます。

本書を書くにあたっては、すでに他の本で述べ尽くされていることがらはほとんど全部省きました。たとえば脳死が起こるメカニズムや、判定基準についてはまったく述べません。これらについてくわしくお知りになりたい方は、竹内一夫氏の『脳死とはなにか』をお薦めします（しかし私は、竹内氏の判定基準の考え方に全面的に賛成するものではありません）。ただ、これらについてよく知らない方でも、本書は充分理解できるように書かれています。

読者層としては、大学一～二年生の方々や、医療に関心のある一般市民の方々を念頭において執筆しました。私は、普段は学者相手の論文ばかり書いているので、このような試みにはたいへん刺激を受けました。なぜ、一般読者を対象にした本を書いたのかというと、脳死の問題は学者だけの問題ではなく、むしろ一般の人々の問題だということに気づいたからです。「いのち」についての学習会などの副読本として本書が利用されれば、これほど嬉しいことはありません。

本文に入る前に医学的な補足を二つ。私は、脳死とは徹底して臨床医学的な概念であると思っています。脳死は、それを外から観察し、判定し、感じ、触れ、疑い、悲しみ、拒否し、受け入れる人なしにはありえない、ということです。

もうひとつ。本書を読まれると、私が医学的な「脳死」の概念と、脳死の判定基準を無批判的に受け入れているかのような印象をもたれるかもしれません。しかしそれは、本書の課題から「脳死」の医学的な側面の検討を省いたことに由来します。決して、批判の目を閉ざしているわけではありません。

本書は、私が木原記念横浜生命科学振興財団の研究員であった一九八七年度の木原記念財団公開研究会「脳死が問いかけるもの」で、私が報告したレポートをもとに、新たに書き下ろしたものです。また、本書の一部には一九八八年度の千葉大学総合講座「バイオエシックスの展望」で、千葉大学の学生に話をしたときの講義ノートがふくまれています。

木原記念財団のシンポジウムをいっしょに準備した皆さん、当日参加された皆さん、そして千葉大学の学生の皆さんに感謝いたします。

増補決定版

脳死の人―生命学の視点から―

目次

決定版のまえがき　i

旧版のはしがき　iii

第1章　脳死とは人と人との関わり方である

医師の目からは見えないもの　3　家族にとっての脳死とは　5　脳の働きの止まった「人」　8　「脳死の人」の状態　10　「生きている」人だけが「人」なのか　13　脳死の人をめぐる人と人との関わり方　16

第2章　集中治療室とはどのような場所か

ICUの集中管理と面会制限　20　部分治療の統合化　26　監視システムと治療の効率化　29　脳死の人がベッドを占有するときの問題　32　脳死の人の医療費と保険　35　脳死の人の治療や看護はどうあればよいか　38　人と人との場

の看護が中心となる医療 41　脳死の人の看取りのために 44　ＩＣＵの外へベッドを移す 48　救命医療から看護中心の医療へ 49　看取りの医療の実践 54

第３章　臓器移植の光と影

臓器移植における人と人との関わり方 57　ドナーの家族からみた臓器移植 59　レシピエントにとっての臓器移植 62　人間関係を隔てる匿名性のベール 66　臓器移植における心理的ストレス 68　根深い医師・病院への不信感 73　インフォームド・コンセントの精神 75　患者の権利の保証 80　信頼される病院作りを 81

第４章　脳死身体の各種利用とは何か

脳死身体の「利用」の現実性 85　技術的な可能性 88　現行法のもとでの可能性 91　「利用」を考察する際のチェ

ック・ポイント93　脳死身体の各種利用の社会性96
「利用」が許されるケースとは100　将来の予想104　先端科学技術の社会的受容について105　「利用」の倫理的意味109　現代文明、現代社会についての反省113

第5章　私の死と他者の死

「人」の死は医学的、法的側面だけに限られない117
「私」と「親しい他者」と「見知らぬ他者」の死121　当事者にとっての死の意味125

第6章　現代医療の部分主義について

現代医療の部分主義とは127　部分主義では見えないもの130　「専門家」の知識は「部分の知識」133　おまかせ患者とは137　「この世を超えるもの」を前にしての関わり方140　医師－「看護者」－患者の関係143

第7章　効率性とかけがえのなさ

「修理の医療」149　効率性の追求とは150　商品流通社会の思想155　かけがえのなさを大事にするということ157　効率性とかけがえのなさは二律背反160　「傍観者」の論理と「当事者」の論理164

対談　脳死と臓器移植の本当の問題　杉本健郎・森岡正博

「脳死」に直面した家族の気持ち168　脳死問題から医療全体の問題点が見える173　脳死判定の現場では175　死の受容と別れの期間179　ドナーとレシピエントの家族の関係181　いのちを金で買うようないまの社会185　医師にものを言えない現代医療の体質187　情報の公開と平等な関係を191　「いのち」の問題を考えるきっかけとして194

おわりに　196
文献一覧　199
●文庫版の増補（一九九一年）
臓器のリサイクルと障害者問題
—一つの問題提起として—　205
「聖域」の落とし穴
—生体肝移植への一視点—　209
移植医療を考える
—倫理と現代文明の間で—　213
文庫のためのあとがき　218
文庫版の解説　木村競　221

●決定版の増補（二〇〇〇年）

移植前夜、循環器病センターでの講演 229
子どもにもドナーカードによるイエス、ノーの意思表示の道を
―三年目を迎えた臓器移植法― 253
決定版のあとがき 269

装幀　高麗隆彦

増補決定版

脳死の人

―生命学の視点から―

第1章　脳死とは人と人との関わり方である

医師の目からは見えないもの

いままでの脳死論の多くは、医師の目から見た脳死論でした。脳死という医学的な状態についていちばんよく知っているのは、脳を研究している医師ですから、脳外科のお医者さんが脳死についての本を出すのは、当たり前の話です。

けれども、脳外科の医師が脳死の本質を知っているとはかぎりません。脳外科のお医者さんがよく知っているのは脳死の「医学的な面」だけです。脳死の人を目の前にしたときに家族の方がどのようなことを感じ、何を考えるか、あるいは脳死を人間の死と認めることが社会や文化についてどのような影響を与えるか、これらのことについて脳外科の医師が必ずしもくわしく知っているわけではありません。

しかし、脳死の本当の問題は、その医学的な面にあるのではなく、脳死の人を私たちが社会の中にどうやって迎え入れてゆけばよいかという点にあるのです。そして医療の現場にいない私たち「一般市民」が本当に気になっているのは、脳死の医学ではなく、脳死になった人との、つき合い方をどうするかということだと思うのです。

この点をもっと分かりやすく述べてみましょう。

たとえばここに水谷弘という脳外科のお医者さんが書いた『脳死論——生きることと死ぬことの意味』(草思社、一九八六・一二)があります。この本は脳死論の中でも、たいへん広い視野で書かれた好著です。この本の第一章は次のように始まっています。

人の死は脳死でなくとも脳と密接に関係しています。それで死の話の前に、まず脳の基本的構造の話から始めましょう。(一五ページ)

こう述べたあと、大脳辺縁系、脳幹、脊髄の機能の話になり、その二ページ後に脳の断面図が大きく描かれています。脳死の話をするのに、何はさておき脳の機能と脳の断面図の話をする。こういう語り方をする点で、水谷の脳死論は、医師の目から見た脳死論であるといえます。

もう一つ例をあげましょう。椿忠雄という医師と関正勝という神学者の対談集『脳死』(日本基督教団出版局、一九八八・四)です。この本もまた、「脳死状態とは」という見出しで始まり、血圧や人工呼吸器の話をしたあと、大脳と脳幹の機能の説明に移り、やはり同じ脳の断面図を出して話を進めています。

もちろん脳死を議論するためには、脳死についての最低限の医学的知識は必要です。そして立花隆のように、医学的な話が片づかないうちは、そのあとの話を軽々しくすべきではないとおっしゃる人もいます。それはそれで一理あります。

しかし私は、こんなことを考えるのです。脳死の話をするときに、脳の断面図の話から始める人が、どうしてこんなに多いのだろうかと。そういう人たちは、脳の断面図と脳の機能がしっかりと理解されれば、脳死も完全に分かったことになると思っているのではないか。だけど、脳の断面図と脳の機能が分かったときに、私たちが理解するのは、医師の目から見た脳死にすぎない。医師の目から見た脳死だけが、脳死のすべてでしょうか。

私はそうは思いません。医師の目から見えない側面にこそ、脳死の本質はあるのです。世に出ている多くの脳死論は、あるひとつの物の見方を共有しています。それは「脳の中身が分かれば脳死は分かる」という世界観です。この世界観に立っているかぎり脳死の本質は見えてきません。

この点を別の角度から考えてみましょう。

家族にとっての脳死とは

病院の現場で脳死に直面する人を、三種類に分けることができます。脳蘇生術を施す医師と、患者のケアをする看護婦と、患者を集中治療室の外から見守る家族です。このうち医師は、患者の脳の中身がいま、いったいどうなっているかに全神経を集中させます。脳のどこが破壊され、いまどんな状況になっているのかを的確に把握しないかぎり、適切な治療はできないからです。この意味で、医師は「患者の脳の中身」に直面しているわけです。

これに対して看護婦は、少し違った状況にいます。看護婦は昏睡状態の患者の身体に神経を集中し、身体の様子を観察し、身体に取りつけられたさまざまな測定装置や治療器具の具合いに気をつかいます。そして患者の感染管理に気を配り、患者の身体を厳重に管理します。この意味で、集中治療室の看護婦は、なによりもまず「患者の身体」に直面しているといえます。

家族は、看護婦ともまた異なった立場にいます。看護婦にとって目の前の患者ははじめて出会った見知らぬ他人ですが、家族にとってはついこのあいだまで生活をともにしてきた、かけがえのない肉親なのです。家族は集中治療室の中へ日に二、三回、数分間だけ入れてもらえ、そのときはじめて患者と対面できます。このとき、家族はいままで生活と歴史をともにしてきた「患者という人」に直面するのです。

懸命の努力もむなしく患者は脳死状態になったとしましょう。家族は集中治療室へ入れられ、医師から脳死を告げられます。家族は医師の話を聞きながら、ベッドに横たわる肉親の姿を見つめます。このとき家族が直面しているのは、患者の脳の中身ではありません。患者の身体でもありません。家族が直面しているのは、脳死という状態になったひとりの「人」なのです。

私たち一般市民が脳死に直面するのは、自分の肉親が病院で脳死状態になったときだけです。そしてこのとき、私たちは集中治療室の中で、脳死の脳の中身に出会うのではなく、脳死状態になった肉親という「人」、つまり「脳死の人」に出会うのです。

言い換えれば、私たち一般市民にとって本当に問題なのは、「そこに脳死の脳がある」ということではなく、「そこに脳死の人がいる」ということだと思うのです。だとすれば、脳死論も、もしそれが一般市民のための脳死論であるのならば、脳死の脳についての説明から話を始めるのではなく、「脳死の人」という地点から話し始めるべきではないでしょうか。

私たち一般市民は、病院の集中治療室の中で、脳死状態になった親、子供、兄弟、親戚、知人などの「脳死の人」に最初に出会う。つまりそこにあるのは、人と人との出会いです。つまり、心臓も脳も働いている人と、脳は働いていないが心臓はまだ動いている人との、出会いです。

この点を見事に描写した中島みちの有名な文章があるので、少々長くなりますが引用してみます。

私は、五ヶ月間のICU（集中治療室・森岡註）通いの中で、はじめなんとも奇妙に思ったことがあった。

夫の、妻の、そして愛児の脳死を聞いても、誰一人として、患者の手をとるものがなく、涙一粒こぼさないのである。最初のうち私は、たまたま、つめたいというか、理性的というか、そういう人々ばかりにめぐりあったのかと、思ったりもした。しかし、やがてわかったのは、脳死している人を見ても、誰しも、死の実感が湧かないのだということであった。

家族は、ほんの何分間か、白やブルーの滅菌帽、滅菌衣を着け、紙マスクをかけさせられて、生命監視装置や、蘇生機器がズラリと並ぶベッドサイドに立つ。そこで医師が、いかに平易に脳死の解説を試みたところで、家族の側は、ただ機器を目で追い、うなづくばかりで、ほとんど、うわの空である。（中略）

しかし、そんな人々が、ほとんど例外なしに、脳死者の心臓が停止して呼吸器を外した時、はじめて、ワッと泣き出したり、涙をぬぐったりするのである。この時、はじめて、死を実感するのであろう。(『見えない死』一二～一三ページ)

中島のこのような描写を、センチメンタリズムであり、とても科学的な討議に耐えないとか、家族の感情的な反応がどう変わろうと、それは脳死という厳然たる医学的事実とは何の関係もない、と言って批判する人がいます。しかしそれらの批判は、ものごとの半面しか見ていないと思います。家族が集中治療室で出会うのは、そして家族にとって本当に大事なのは、脳の中身の厳然たる医学的事実でもなければ、脳の機能についての科学的討議でもありません。家族が集中治療室で出会うのは、昨日までいっしょに暮らしていた「脳死の人」であり、人工呼吸器を外したときに家族が別れを告げるのは、ベッドに固定されて熟睡しているように見えた「脳死の人」なのです。そしてこのような人と人との出会いと別れにとっての真実は、科学的データではなく、感情であり、実感であり、死の拒否であり、死の受容ではないでしょうか。

脳の働きの止まった「人」

このように、家族はもっとも劇的に脳死の人に出会うことになります。しかし、よく考えてみれば、患者の身体を管理している看護婦も、脳蘇生をしている医師も、本当は目の前で脳死の人に出会っているわけです。ただ、それぞれ患者のある特定の部分にだけ注意を集中させているので、その患者全体がひとりの人であるという点に注意が向きにくいのではないでしょうか。

してみると、次のように考えることはできないものでしょうか。いままで脳死とは、脳の働きが止まった患者の、脳の中身のことと思われてきました。しかしそれはすでに述べたように、医師の目から見た脳死にすぎません。医師の目から見た脳死とは、本来はもっと広い「脳死」というものの、ほんの一面でしかありません。

ここで発想の転換をします。病院の集中治療室というところにひとりの「脳の働きの止まった人」がいます。その人を取り巻いて、医師という人、看護婦という人、家族という人、さらにさまざまな病院関係者の人、地域住民の人がいます。これらの人々は「脳の働きの止まった人」を中心としてお互いにいろいろな人間関係をもちます。たとえば、家族の人は「脳の働きの止まった人」に一目でも会おうと医師という人に懇願しますし、医師という人は「脳の働きの止まった人」から人工呼吸器を外すか否か悩みますし、看護婦は「脳の働きの止まった人」が細菌に感染しないように、その人の身体を消毒したり拭いてやったりします。あるいは病院の外から、移植医という人が「脳の働きの止まった人」から臓器をいただこうと電話をかけてくることもあるでしょう。「脳の働きの止まった人」を中心とした、このような人と人との人間関係の「場」のことを、私は「脳死」と呼びたいのです。「脳死」とは、「脳の働きの止まった人」の脳の中にあるのではなく、その人を取り巻く人間関係の場の中にあるのです。問うべきは「場としての脳死」です。

言い換えれば、「脳死」の本質は、人と人との関わり合いにあることになります。そしてその一面として、医師が「脳の働きの止まった人」の脳の中身を見たときに見えてくる、医師の目から見た脳死があるわけです。

「脳死」の本質が人と人との関わり合いであるならば、当然、脳死の人をめぐって、医師、看護婦、家族、移植関係者、住民、一般市民などの人々が、どのように関わり合ってゆけばよいかという問題が出てきます。これが、脳死の倫理問題です。「脳死」の本質が人と人との関わり方であるからこそ、ではどうやって人と人が関わってゆけばよいかという倫理問題が生じてくるのです。後に述べる臓器移植も、まさに、臓器をあげる人と、それに同意する人と、臓器をもらう人と、それを仲介する人との、関わり方の問題といえます。

「脳死の人」の状態

ではここで、そのような人と人との関わり合いの中心に置かれる「脳死の人」について、基本的な説明をしておきたいと思います。まず、次のような三種類の人を想像してみて下さい。

(1)心臓が動いていて、脳も働いている人。
(2)心臓が動いていて、脳は働いていない人。
(3)心臓が動いておらず、脳も働いていない人。

(1)の、心臓も脳も働いている人とは、私たちのような普通に生活している人間のことです。胸に手を当てれば心臓の鼓動が聞こえますし、脳が働いているおかげで、いろいろなことを感じたり考えたりすることができます。(3)の、心臓も脳も働いていない人とは、棺桶の中で身体がもう冷たくなって二度ともとへ戻らない人間のことです。身体に触わっても鼓動はありませんし、何の反応もありません。

(1)の人と(3)の人は、私たちの日常生活でもなじみの深い「人」です。ところが最近、心臓は動いているのだが、脳は働いていない(2)のような人が現われるようになりました。これが「脳死の人」です。

現在の統計ですと、死んでゆく人間の約一％弱が、大病院の集中治療室の中で、脳死の人になります。普通だと、数日間脳死状態が続いてから、心臓も停止し、冷たい死体となります。

脳死状態が続いているあいだ、脳死の人は、集中治療室のベッドの上で、人工呼吸器をはじめとするさまざまな生命維持装置や、測定装置、輸血のチューブなどにつながれています。逆にいえば、このような数多くの装置があり、専門のスタッフがそろっている大病院の集中治療室という場所でしか、脳死の人は出現しないことになります。集中治療室がどのような場所であるかは、次章でくわしく述べます。

脳死の人は、人工呼吸器のおかげで肺と心臓は動いているが、脳は働いていないと考えられています。

脳死の人は次のような状態にあります。まず、深昏睡といって、深く眠っているような状態にあり、痛みの刺激を与えても全然反応しません。たとえば虫ピンで顔をつついても顔をしかめたりしません。また、自分の力で呼吸ができないので、人工呼吸器の力を借りなければなりません。もし人工呼吸器を外すと、すぐに呼吸は止まり、心臓も停止します。脳幹反射消失といって、目の角膜を綿棒で刺激しても目をつむったりせず、喉や気管の中を刺激しても、耳の中に冷水を注入しても何の反応もありません。目に光を当てても瞳孔は開きっぱなしです。また、脳波計で測っても脳波はまったくみられません。これは思考や感情をつかさどっている大脳が、働いていないことを示していると考えられています。病状が回復する可能性はなく、多くの場合、一週間以内に心臓も止まってしまいます（ただし例外があって、それについては第4章でくわしく述べます。脳死の判定基準についてくわしく知りたい読者は、『日本医師会雑誌』第九四巻第一一号、一九八五年の脳死特集をご覧になってください。いわゆる竹内報告の全文が載っています。日本医師会かお近くの図書館で相談されるとよいでしょう。そのあとで立花隆の『脳死』を読むといっそう理解が進むでしょう）。

脳死の人は人工呼吸器と昇圧剤のおかげで、脳以外の全身に血液が循環しているので、身体がまだ温かいのです。そして、身体には血液が流れているのですから、汗をかきます。垢がたまります。だから、定期的に体を拭いてやらなければなりません。汗となって出ていった水分を補給する必要があります。また、排泄もしますので、その処理をしなければなりません。寝たきり老人と同じように、床ずれをするので、定期的に体位の交換が必要となります。

このように脳死の人にはいろいろとケアが必要です。現場では看護婦さんがケアしてくれることが多いようです。息子さんを脳死状態を経て亡くされた杉本健郎は、次のように書いています。

午前九時十分。私がトイレに立っている間に診察に来た医師から、床ずれが指摘されたという。定期的に体位を変えてやるようにとのことだった。

確かめてみると、脚の裏側に赤い床ずれが出来ていた。自分達の看護の至らなさを恥じた。パットを当て、時々体位を変えてやるようにした。（『着たかもしれない制服』波書房、一九八

（六・三、四五ページ）

「脳死の人」とは、このような人です。そして脳死の人は、それを取り巻くいろいろな立場の人にとって、さまざまに異なった人間として現われます。たとえば多くの医師や看護婦にとっては、脳死の人とは、突然集中治療室に飛び込んできた見知らぬ他人です。しかし家族にとってみれば、脳死の人とは、つい先日まで長い期間、生活と歴史をともにしてきた身近な人です。これとは逆に、現場から離れた他の病院で臓器移植を待つ人々にとっては、脳死の人とは、顔もまったく分からない抽象的な想像上の人にすぎません。ちょうど、私が、子供にとってはよき父親であり、妻にとっては多少くたびれた恋人であり、会社の同僚にとってはきまじめなサラリーマンであり、飲み屋のおやじにとっては陽気な酔っ払いであるのとまったく同じことが、「脳死の人」の場合でもいえるのです。脳死の人を取り巻く人々のあいだの、この認識の落差、この点を理解しないかぎり脳死問題の本質は全然見えてきません。

「生きている」人だけが「人」なのか

ここまで聞いてきて、「脳死の人」ということば遣いに、違和感をもたれた読者も多いかと思います。というのも、他の本では「脳死者」とか「脳死体」とか「脳死状態の患者」などの言い方をするからです。でも、そのようなことばでは、私が強調したい脳死状態の「人」という側面がうまく表現できなくなります。

するとさらに反発する人もいるでしょう。つまり、脳死の「人」というのは絶対におかしい。脳死になった時点ですでに死んでいるのだから、その死体を「人」と呼ぶのは非科学的であり、間違っている。こんな反発です。それが非科学的かどうかについては後の検討に譲りますが、この反論そのものは重要なので、ここで少し考えてみます。

そういう反発をする人に、こちらから逆に質問してみたいことがあります。人は死んだら、いったい何になるのですか？　彼らは「死体になる」と答えるでしょう。では死体とは「人」ではありませんか？「ありません」。では死体はいったい何なんですか？　彼らはこう答えると思います。「死体は物です。人じゃありません」。

私は、まさにこの思想そのものが、いま脳死問題によって問われているのだと考えます。死体が物であるとすれば、死ぬとは物になることです。人間は生きているあいだは「人」ですが、死んだら「物」になるという思想です。これは「生きていること」と「人であること」を同一視する思想でもあります。しかし、本当にそうでしょうか。

「死んだ人」ということばがあります。これは何を指すのでしょうか。死体を物とみなす考え方では、死んだものはすべて「物」なのですから、「死んだ人」ということばは、本来ありえないことば、矛盾したことばであることになります。

しかし、私たちは日常生活で「死んだ人」ということばをよく使います。そして「死んだ人」ということばを使うとき、さほど矛盾を感じることはありません。私たちは死体のことを指して「死んだ人」と言います。つまり、ある種の死体のことを死んだ「人」としてとらえているわけです。

これは重要な点です。私たちにとって、ある種の死体は、「人」なのです。

つまり、生死に注目するとき、「人」は、「生きている人」と「死んだ人」の二種類に少なくとも分類できることになります。そして「生きている人」と「死んだ人」とでは、まったく状態が異なり、日常生活における私たちの関わり方もまったく異なってきます。しかしどちらも「人」であるという点だけは共通しています。

見方をかえれば、「人」はまた違ったふうにも分類できます。

以前に、「人」を三種類に分類しました。(1)心臓が動いていて、脳も働いている人、(2)心臓が動いていて、脳は働いていない人、(3)心臓が動いておらず、脳も働いていない人、です。

私たちの言い方でいえば、(1)の人は「生活している人」です。この中には病気の人もふくまれます。(2)の人は「脳死の人」です。(3)の人は「心臓死の人」です。脳と心臓の働きに注目したとき、「人」は、この三種類に分類できることになります。これら三種類の人はその性質がかなり異なっています。しかしこれらがすべて「人」であるという点だけは共通しているのです。

よく、脳死が人の死かどうかという点が問題にされます。この問題は、要するに、右にあげた「人」の二通りの分類方法を、どうやってうまく重ね合わせるかという問題にほかなりません。一七ページの図を見てください。図のAの分類とBの分類とを重ね合わせたとき、①のように重なるのが脳死＝人間の死という考え方であり、②のように重なるのが脳死を人間の死とみなさない考え方です。

脳死が人間の死かどうかという問題は、相続や死体損壊などの点で法的には大問題ですが、倫理的にはそれほど大きな問題ではありません。倫理的に本当に問題なのは、脳死の人が生きているか死んでいるかという問いではなく、死んでいようが生きていようが、その「脳死の人」に私たちがどのように関わってゆけばよいかという問いだからです（脳死と人間の生死については、拙著『生命学への招待』勁草書房、一九八八・四、第八章「脳死をめぐる言説構造と倫理」でくわしく述べましたので、参照してください）。

脳死の人をめぐる人と人との関わり方

さて、私たちは、生活している人とのつき合い方について、昔からいろいろなことを考えてきました。それらは私たちの伝統となり、文化となって受け継がれてきました。たとえば、私たちは、「生活している人」といっしょに社会生活をするとき、最低限の礼儀作法にのっとった行動をしています。礼儀作法というとおおげさですが、相手が深く傷つくようなことばは慎むとか、他人の家への突然の訪問は控えるとか、贈り物は喜んで受け取るとか、そういう日常的にありふれたことです。お互いの生きてゆくうえでの権利を認め合うということも、入るかもしれません。そのような人と人との関わり方の積み重ねが、私たちの倫理的な伝統を形作ってきました。そしてその伝統は何度か転換の歴史を経験してきたにちがいありません。

まったく同じことは、「心臓死の人」との社会生活にも当てはまります。心臓死の人との社会生活というとびっくりするかもしれませんが、たとえば葬式がそうです。私たちの社会は、人が死ぬ

法蔵館

脳死の人

増補決定版

森岡正博

命学の視点から

BN978-4-8318-5603-6 C1036 ¥2400E

1872803000014

9784831856036

B1021118561B

本体　２４００円

受注No.１１８５６１
受注日２５年１０月２１日

2001134

*

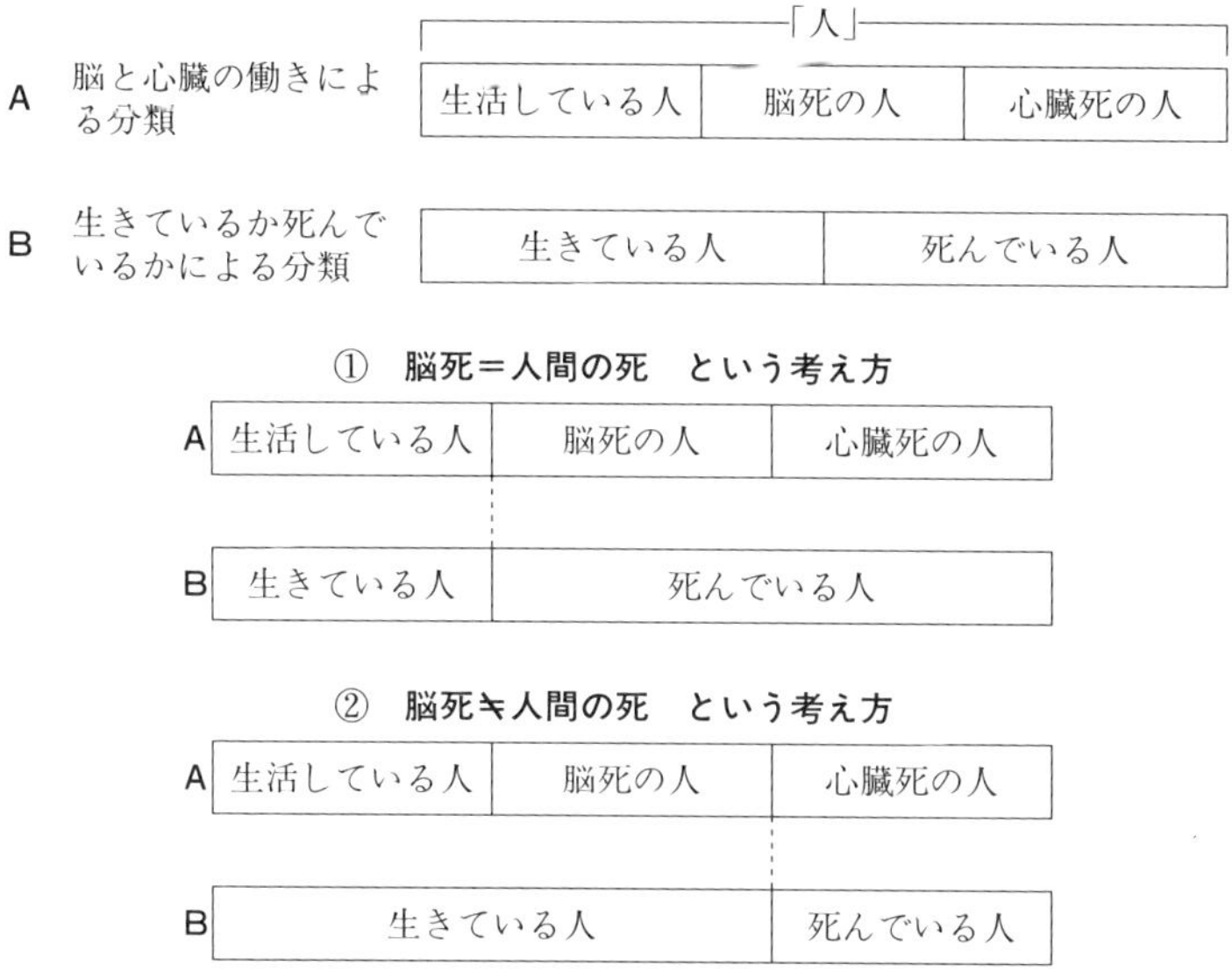

図1　人の生と死の分類のしかた

と（心臓死の人になると）葬式という一大事業を行ないます。葬式には親族、知人が招かれて焼香し、お通夜をし、最後の別れをしてから出棺し、火葬場で焼きます。葬式のやり方は地域・時代によって異なりますが、いずれにしても、心臓死の人を取り囲んで、ある社会的な葬式が代々受け継がれてきたのは事実です。

　葬式には、もちろん残された親族や地域共同体の人々の結束を確認するという意味があったと思います。しかし、葬式とはただそれだけの社会的行事ではありません。それは、心臓死した人の魂を無事にあの世に送り、残された親族が死を受容するために、まわりの人々が設定する人と人の輪です（現実には葬儀屋や僧侶の利権がからんできますが）。そこにあるのは、心臓死の人を中心とした、人と人との関わり合いです。それが人と人との関わり合いであれば、そこには、それなりの礼儀作法があります。たとえば、死者の身体はていねいに扱うとか、死者の悪口は言わないとか、親族の人の心を動揺させたりしないとか、葬式の厳粛な雰囲気を損なうような行為は慎むなどのことです。このような最低限の礼儀作法を私たちの社会が受け継いできたおかげで、親族たちは肉親の死をゆるやかに受容でき、死者の魂は無事にあの世へゆけると信じられてきたのでした。

このように、「生活している人」とつき合う際にも、あるいはまた「心臓死した人」とつき合う際にも、私たちの社会は人と人との関わり合いにおける最低限の礼儀作法を作り上げ、受け継いできたのです。ところで、「脳死の人」もまた「人」です。だとすれば、脳死の人を私たちの社会へ迎え入れる際に、家族、医師、看護婦、移植関係者などが共有すべき最低限の礼儀作法を、私たちはいま時間をかけてでも作り上げ、次の世代に伝えてゆくべきではないでしょうか。そして、この点について考えることが、本当の「脳死の倫理問題」ではないでしょうか。

米本昌平は、脳死に限らず広く生命倫理全体を話題にして、次のように述べています。

われわれの文化のかたちとして、先端医療の倫理問題が欧米なみの濃密な議論へと連動しにくいのであるとしたら、当面の目標は、われわれがこれらの技術とつきあう、もしくはこれを回避する作法を創りあげることになるべきなのだろう。(『先端医療革命』中公新書、一九八八・四、一八一ページ)

米本は、「かたち」とか「作法」といった基準について議論を深めることが、日本における倫理的議論となるべきだと述べています。これは、正義論を人々の共生の「作法」としてとらえ直した井上達夫の姿勢と通じるものといえます（『共生の作法』創文社、一九八六・六）。この考え方には共感を覚えます。

現在の、脳死と臓器移植をめぐる社会的混乱のある部分は、米本の言う「かたち」や「作法」が、皆が納得する形で確立していないために起きているのだと思います。私のことばで言い直せば、脳死の人をめぐる人と人との関わり合いの、最低限の礼儀作法を、私たちの社会がまだ共有していないために、さまざまな倫理問題が生じているのです。

そしてポイントはやはり、脳死の人も「人」であり、脳死とは人と人との関わり方であるという点にあります。

見方を変えれば、脳死の倫理問題とは、脳死の人と私たちの「共生」をいかにして確立するかという問題です。脳死の人と私たちの共生が達成される社会は、たとえば「障害者の人」や「痴呆性老人の人」もその中で共生してゆける社会にちがいありません。

この点に注目するとき、臓器移植の問題よりも先に議論しなければならない倫理問題が見えてきます。それは、脳死の人がその大部分の時間を過ごす集中治療室の中で、人と人とがどのような関わり方をしてゆけばよいかという問題です。すなわち集中治療室の倫理問題です。

第2章　集中治療室とはどのような場所か

ＩＣＵの集中管理と面会制限

今までの脳死論の多くは、集中治療室という場所についてそれほど大きな関心をはらってきませんでした。それは、今までの脳死論が、やはり脳死の人の脳の中身にばかり気を取られていたからだと思います。

脳死の人を生み出す集中治療室とは、いったいどのような場所なのでしょうか。

集中治療室はまたの名をＩＣＵといいます。ＩＣＵとはインテンシヴ・ケア・ユニットの略語です。直訳すると、集中的にケアをする部屋ということになります。簡単にいえば、ちょっとでも目を離すと生命が危なくなる重症の患者を、病院の一か所に集めておいて、いろいろな器械の助けを借りながら、目を皿のようにして監視し、治療し、看護する部屋のことです。そのような重症患者を一般病棟に入れておくと、一般の患者の世話がおろそかになったり、逆に重症の患者から目を離したりする危険があります。また、重症の患者の症状が急に悪くなって一刻を争うときに、病院のあちらこちらからいろいろな器械をガラガラと運んできたのでは、手遅れになるかもしれません。

そこで、重症の患者の管理に必要な設備や器械を一か所に集め、専門の医師や看護婦を常駐させ、患者から目を離さずに治療する部屋ができました。これがＩＣＵです。

次の図2と写真1を見て下さい。これは神戸市立中央市民病院のＩＣＵです（神戸市立中央市民病院集中治療部編『ＩＣＵ・ＣＣＵプラクティス』金原出版、一九八六・一〇、三二八、三二九ページ）。ここのＩＣＵのベッドの配置は少し変わっていて、図のような星型をしています。そして、星型のベッド群が四つ並んでいる大きな部屋がＩＣＵの本体です。ベッドの間には器械が置かれるので、患者がお互いに視線を合わさなくてもすむように設計されています。写真を見ても分かるように、ベッドはさまざまな器械とチューブに取り囲まれています。患者同士の視線はさえぎられていますが、ＩＣＵ中央のナースステーションからはすべての患者の様子が一目で見渡せるようになっています。また、この病院の場合、病院内のどこからでも二分三〇秒以内にＩＣＵに運ばれ、一分間で医療機器を用意でき、トータルで四分以内に緊急治療が開始できるという徹底した機能性と効率性をほこっています。

二四ページの写真2（田島桂子『ＩＣＵ看護入門』医学書院、一九八七・三、一三五ページ）はもっと一般的なＩＣＵの風景です（東京医科大学病院）。ベッドは一列に並べられ、ベッドの間はカーテンで仕切ることができます。

ＩＣＵはきわめて人工的な空間です。まず、窓のない閉鎖的な大部屋がほとんどです。二十四時

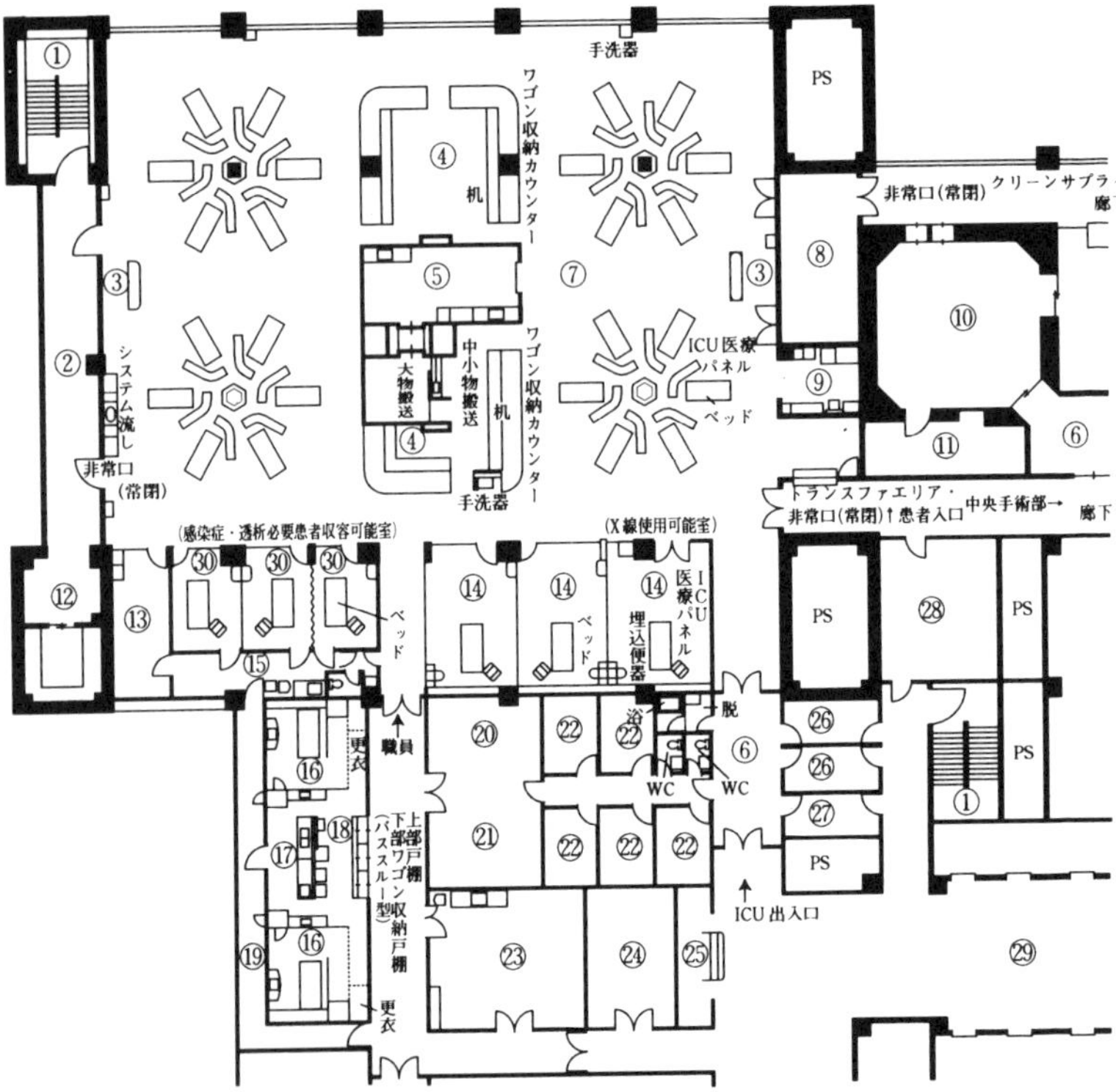

①階段
②附室
③サブステーション
④セントラルモニター
⑤準備作業室
⑥前室
⑦I.C.U.
⑧大型器材室
⑨汚物処理室
⑩無菌手術室
⑪一次洗浄室
⑫非常エレベーター
⑬ナースラウンジ
⑭C.C.U.・1床室
⑮準備室
⑯無菌病室
⑰記録・モニター
⑱作業室
⑲面会コーナー
⑳カンファレンスルーム
㉑医師ラウンジ
㉒当直室
㉓人工透析室
㉔家族控室
㉕受付
㉖更衣室
㉗説明室
㉘麻酔医室
㉙中央エレベーターホール
㉚I.C.U.・1床室

図2　神戸市立中央市民病院のICU

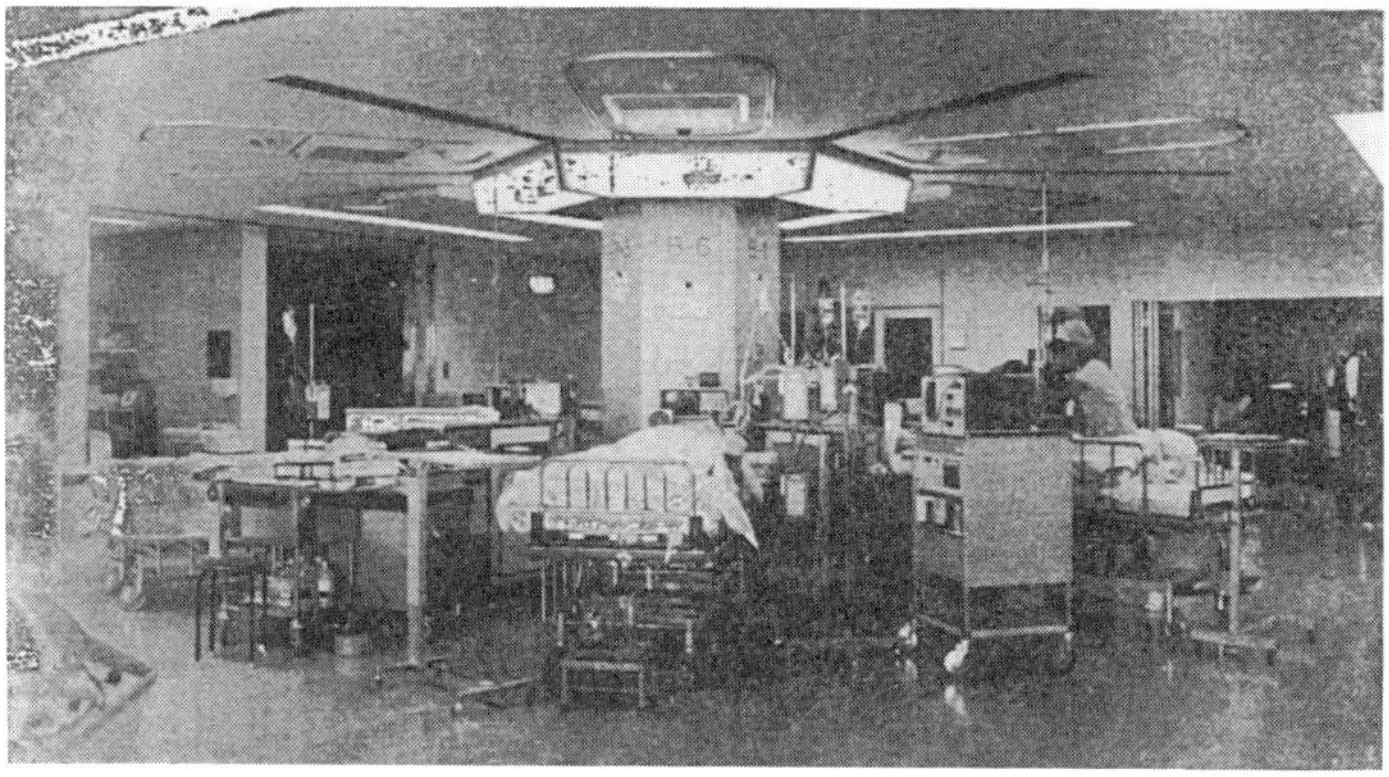

写真1　神戸市立中央市民病院のICUのベッドサイド

間を通して照明がつけられ、その下で医師や看護婦がいそがしく立ち働き、新しい患者が昼夜の別なく出たり入ったりし、さまざまな器械が光ったり雑音を出したりします。照明の変化がないので、ＩＣＵの中では昼夜の区別がつきません（窓のあるＩＣＵもあります。私が見学した千葉大学付属病院のＩＣＵは、ベッドの頭の側の壁に窓があり、夜は消灯するとのことでした）。

温度は二一～二四度Ｃ、湿度は五〇～六〇％に固定され、一時間に一〇回前後の換気が行なわれます。その結果、ＩＣＵの中は細菌やごみの少ないクリーンルームとなります。

ＩＣＵの本領は、ベッドの患者の絶え間ない監視システムにあります。ＩＣＵは、患者のほんのちょっとした変化も見逃さないような態勢になっています。それを可能にしているのが、患者監視装置の器械群です。これらをモニターあるいはモニタリングシステムといいます。

モニターはまず患者のベッドのそばに置かれています。ベッドサイドのモニターは、患者の心拍・血圧・体温・呼吸などを監視し、ブラウン管に表示します。そして記録器

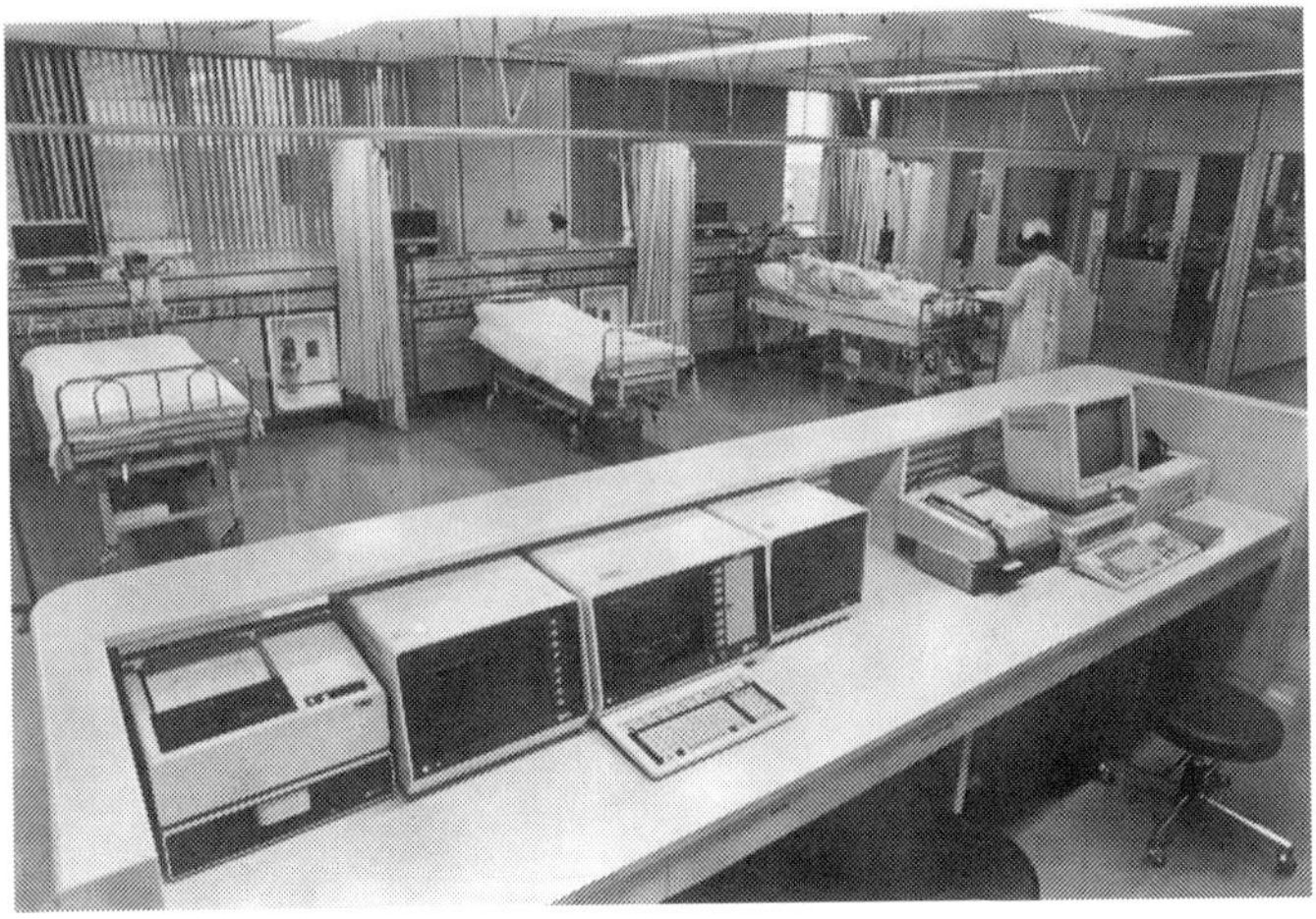

写真 2　一般的な ICU の内部

にそれらの数値を記録してゆきます。もし患者の数値が異常を示せば、警報ランプが光ったり音が鳴ったりして知らせます。すると看護婦が急いで駆けつけるわけです。

ベッドサイドのモニターは、看護婦が待機しているナースステーションにも接続されていて、看護婦はすべての患者の身体の状態を一か所で集中的に監視することができます。そして得られたデータはコンピュータで処理され、記録されてゆきます。最近の器械は自動レポート作成まで行なってくれるそうです（『ICU看護入門』八八～九五ページ参照）。

このように徹底したモニタリングによって患者管理をするICUという場所は、しかしまた、治療・看護関係者以外の人を、極力排除する世界でもあります。ICUの中では患者の集中管理や治療が最優先され、その邪魔になるかもしれないものは、あらかじめ外に出しておく必要があるからです。その一つの例として家族の面会時間の制限があります。

ＩＣＵの中は細菌やごみの少ないクリーンルームに保たれています。というのも、ＩＣＵの中の重症患者は抵抗力が弱く、細菌の感染によって病状が悪化したりいのちを落としてしまう危険があるからです。そのために、患者の感染管理は厳重に行なわれます。ところが、家族がたびたび面会に来て外のほこりやごみを持ち込んだり、患者に触れたりすると、患者が感染の危険にさらされるだけではなく、ＩＣＵの中が汚染され、ほかの患者にまで迷惑をかけるかもしれません。また、家族が長時間患者のそばに詰めていると、ＩＣＵの集中管理に支障をきたし、家族が患者に触れたりしてモニターや治療機器の接続が狂ったりする恐れもあります。

そのため、ほとんどのＩＣＵでは、家族の面会時間に制限を設けています。たとえば、先ほどの神戸市立中央市民病院の場合、面会は一日二回、一〇時〜一一時、一五時〜一六時の間で、一回一〇分程度と決められています。そして面会できる人は原則として家族二人以内。面会人は、入室前に手を洗い、予防衣、帽子、マスク、履き物等、病院の指定した清潔なものを使用する、となっています（『ＩＣＵ・ＣＣＵプラクティス』三三七〜三三九ページ）。神奈川県立長浜病院では、一三時三〇分と一八時三〇分の二回、それぞれ五分間だけ面会できます（佐藤順編『ＩＣＵ・ＣＣＵ看護マニュアル』医学教育出版社、一九八八・五、一八〇、二〇八ページ）。日本のＩＣＵでは、多かれ少なかれ厳しい面会時間制限があるものと考えてよさそうです。

部分治療の統合化

さて、脳死の人はこのようなＩＣＵの中で作られます。といっても、ＩＣＵとは脳死の人を作るために存在するのではありません。まったく逆に、脳死の人を作らないようにするために高度の集中治療を施すのが、ＩＣＵの本来の機能なのです。この点をしっかりと把握して、誤解しないようにしてください。

しかし、脳死の人がＩＣＵの中で作られるのはまぎれもない事実です。では、どういった経緯で、人は脳死の人になるのでしょうか。ＩＣＵには、救急外科や手術室や一般病室から、重症患者が運び込まれます。ここで、重い意識障害あるいは昏睡状態の患者がＩＣＵに運び込まれたと想定して、その患者が脳死の人にいたる過程を、簡単に眺めてみましょう。

ＩＣＵの中に、昏睡状態に近い患者が運び込まれてきます。昏睡状態とは、痛みの刺激を与えてもほとんど反応のない状態のことです。まず最初に顎を引き上げて呼吸のための気道を開きます。喉や気管に何かが詰まっていた場合は、器械によって吸引を行ない取り除きます。そして人工呼吸器を患者の口や喉に取りつけます。人工呼吸器は、自分で呼吸する力の弱った患者のかわりに、空気を肺の中へ送り込み、呼吸を人工的に継続させる器械です。人工呼吸器の本体の中にはコンピュータが内蔵されており、空気を送り込むリズムや量だけではなく、気管の内部圧力まで正確にコントロールできます。

体温を測り、心電図をとり、血圧を測り、血液を取って血液ガスの検査をします。細い管を膀胱に入れ、尿の検査をします。昇圧剤・抗生物質などの薬品や栄養剤を点滴によって与えます。中心静脈栄養法（IVH）を用いれば、静脈から一日二〇〇〇から三〇〇〇カロリーを補えます。場合によっては輸血をします。先に述べたさまざまなモニターを患者に接続して、監視します。

ICUで集中治療を受けている患者は、モニターや治療のためのさまざまなチューブ、接続コードに縛られていて、自由に身動きできません。身体が動くと、看護婦がチューブやコードの接続を確かめに飛んできます。

患者の意識レベルを測定し、手足の状態や姿勢を観察し、目と瞳孔の反射を見ます。患者の脳が正常に戻るように適切な医学的処置をほどこします。たとえば頭蓋内圧が上がっている場合は、脳圧降下剤を投与し、頭に針を差して髄液を排出し、脳圧を下げます。

このように多くの同時平行的な治療を、次から次へと行なってゆくうちに、ある患者はしだいに意識を回復し、死の淵から生還します。ところが、このような精いっぱいの治療にもかかわらず、第1章で述べたような脳死の症状を徐々に示し始める患者もでてきます。そして状態はますます悪化し、ついには脳死の判定基準を満たすようになります。「脳死の人」が誕生するのです。

この本は医学書ではありませんから、ICUの救急医療についてこれ以上くわしくは述べません。しかし、いままで述べたことからすでに、かなり重要な点が明らかになってきます。

ICUの医療の基本的な発想は、人体の部分部分を治す治療を寄せ集めることで人体の全体を治そうとするものです。ICUに運び込まれる患者は、多かれ少なかれ身体の多くの部分にいくつもの障害を受けています。たとえばある患者が、脳と心臓と血液循環機能と呼吸機能に問題をかかえているとします。このとき、ＩＣＵでこの患者を治すには、脳を治す治療Ａと、心臓を治す治療Ｂと、血液循環を治す治療Ｃと、呼吸を治す治療Ｄをそれぞれ寄せ集めてきて、同時に患者にほどこせばよいことになります。さっきあげた具体例でいえば、昏睡状態の患者にほどこされるのは、呼吸を保つための人工呼吸器や、代謝・循環を保つための栄養補給・輸血、脳の働きを保つための髄液排出など、人体のそれぞれの部分を治すための治療法を寄せ集めたものです。

ＩＣＵの中では、これらさまざまな治療を併用するときに、それぞれの治療法の相互関係や、補い合いなどを深く考慮してから、総合的に治療しています。ただめくらめっぽう思慮分別なしに、個々の治療を寄せ集めているわけでは決してありません。部分を治す個々の治療技術をどうやって統合し、人体全体の治療へと効果的に結びつけるか。これがＩＣＵの医療の神髄です。

そしてこれらの個々の治療がすべて成功し、全体がバランスよく回復したとき、患者は昏睡状態を脱し、脳死になるのをまぬがれるのです。逆に、呼吸や心臓の働きが器械の援助で回復したにもかかわらず、脳という部分の治療が失敗したとき、患者は脳死の人になります。

ＩＣＵのこのような医療方法は、じつは現代医療のもつ部分主義の現われでもあります。現代医療の部分主義については、第６章で述べることにします。

監視システムと治療の効率化

さて、ＩＣＵの最大の特徴は、モニターを駆使した徹底的な監視システムです。モニターは患者の身体のちょっとした変化も見逃さずに記録し、異常が生じたら音や光で看護婦や医師に知らせます。看護婦は定期的にベッドサイドに行き、患者の体温・脈拍・呼吸・血圧・意識状態などのバイタルサインをチェックしつづけます。このような監視がもっとも効率的にできるようにＩＣＵは設計されています。たとえば患者の状態はナースステーションのセントラルモニターでただちに把握できます。また、すべての患者の姿がナースステーションから一望のもとに見通せるようになっています。ＩＣＵとは一刻一秒も患者の容体の変化を見逃さないように設計された、巨大な監視棟なのです（もちろん、現在のモニターでは把握できない患者の皮膚の色つやの変化や、気管内吸引のタイミングなどは、ベッドサイドの看護婦の観察と判断にまかされることになります）。

ところが、そうやって「見る」ことに徹した結果、ＩＣＵは人間の身体の医学的な面だけを、目を皿のようにして見る場所になってしまいました。ＩＣＵのベッドに横たわっている人は、ＩＣＵの中では、「ある病態にある人間」以上の何者でもありません。その人間が社会の中でどのような生活をしていたかとか、家庭の中でどのような役割をになっていたかなどの情報は、ＩＣＵの中では（それが病態の解明に結びつくとき以外は）何の重要性ももっていません。ましてや、その人間がどういう人生の歴史を積み重ねてきたかとか、ＩＣＵの外で心配している家族の目にその人間が

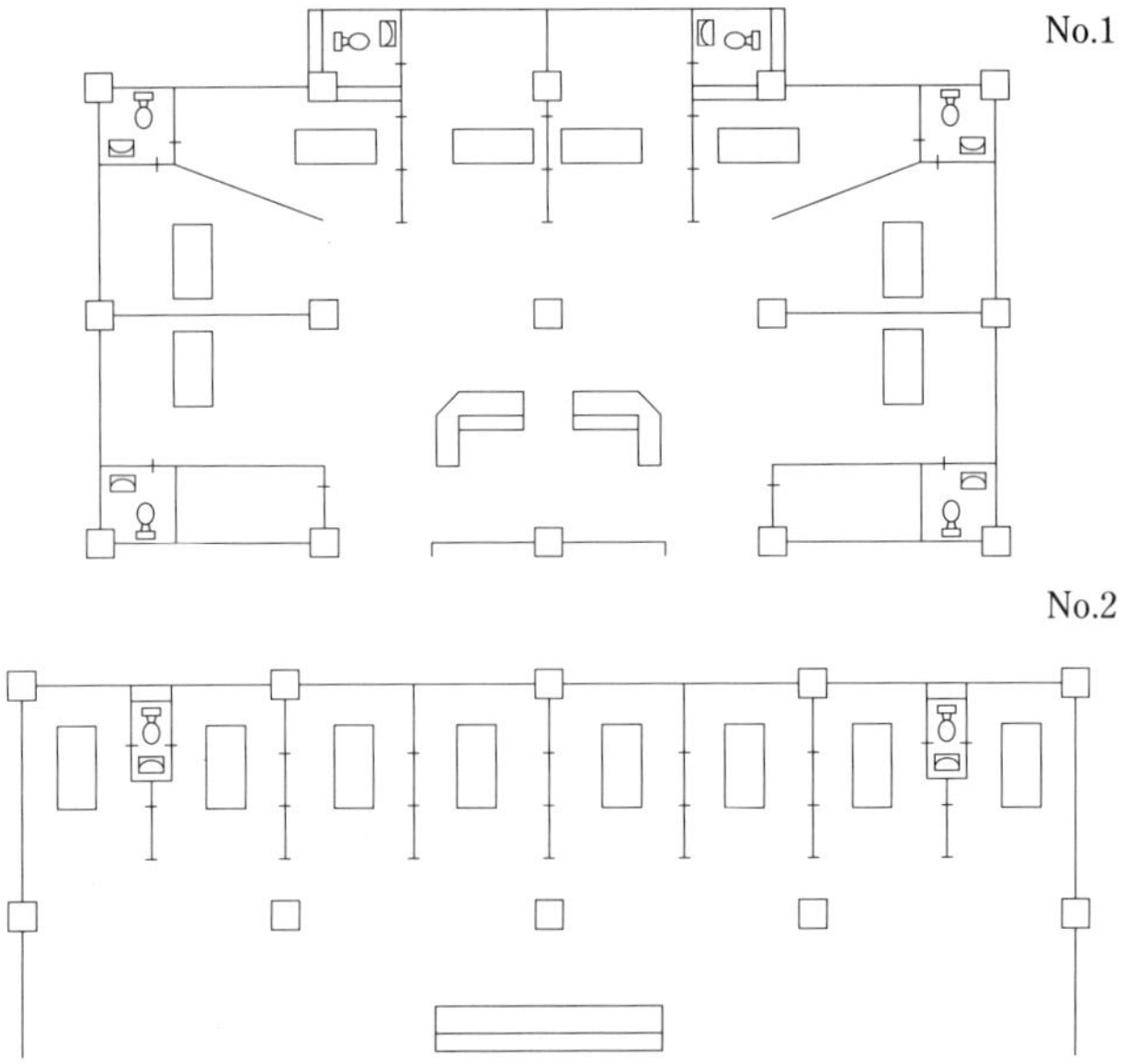

図3　個室化したICUのレイアウト2例

いまどういう姿で映っているかなどの点は、ＩＣＵの治療にとっては何の関係もありません。ＩＣＵで重要なのは、その人間の身体がこの瞬間、医学的にどういう状態にあるかという点につきます。これはＩＣＵの宿命であると思います。その人間の医学的な病態の現状に全神経を集中し、その他のことを後回しにすることによってはじめて、ＩＣＵにおける重症患者の治療は効果を発揮するからです（そしてこの後回しされた点を、看護婦が精いっぱいフォローしようとしています）。

この姿勢は、次のようなＩＣＵの逆説を生み出しました。つまり、患者の医学的な面を徹底して見つづけるために、ＩＣＵ従事者は、患者を見守る家族をＩＣＵの外に追い出したのです。

日に二回、数十分面会できる以外は、家族はICUの外でただ待っているだけです。モニターの監視と看護婦の医学的な視線をICUの中に充満させることと引き替えに、家族が患者を見つめる「視線」をICUの中から排除してしまったのです。こうやって、ICUの中には、人間の医学的な側面だけを重点的に見つめる、ある特殊なそして均一な視線だけが充満することになります。

ICU医療とは人体を総合的に治療する総合医療だと言われます。しかし人体を総合的に見るはずの場所で、じつは「人間」がきわめて一面的にのみ見つめられ、それ以外の視線が極力排除されている。これはICUのはらむ最大の逆説であると思います。なぜこのような逆説が生じるのでしょうか。それは、人間を一元的な視線で監視しつくすのが、もっとも効率的だと考えられているからです。効率的な場所でこそ治療は最大の力を発揮します。現代医療とは、効率性の医療なのです。

ICUの中の「視線」の問題は、右の図3を見ていただくと、もっとはっきりします（『ICU看護入門』一三二ページの図）。これは個室化したICUのレイアウト図です。ベッドとベッドの間はカーテンや壁で仕切ってあって、患者同士の視線は完全に区切られています。しかし、部屋の真ん中にあるナースステーションからは、すべての患者が見通せるようになっています。ここにあるのは、監視する者が、すべての監視される者を、中央から一元的に把握する集中監視の視線です。一つの中央塔が、多数の小部屋を一か所で監視する図です。

これは、ヨーロッパ近代の思想家ベンサムが提案したパノプチコン（一望監視装置）という監獄の構造と非常によく似ています。これは中央の監視塔から、すべての受刑者の動静が一望のもとに監視できるように、設計されています。近代ヨーロッパで幕を開けた現代医療の、その最先端であるＩＣＵの構造に、近代を特徴づけるパノプチコンのモデルが再現されているとすれば、興味深いことです。ＩＣＵに充満する視線とは、ほかならぬ近代の視線かもしれないのです。

脳死の人がベッドを占有するときの問題

さて、ＩＣＵの中での懸命の治療もむなしく、患者が脳死の人になったとします。これは、ＩＣＵ医療の敗北でもあります。脳死の人は現在の技術ではもう二度と回復することが期待できません。ただ心臓が止まるのを待つのみです。

ＩＣＵのベッドに脳死の人が横たわっている。心臓は平均して数日間は動き続け、その間、脳死の人はベッドを占領するでしょう。ここからさまざまな問題が生じてきます。

治療をいつまで続けるのか

まず、人工呼吸器をいつ外すのかという問題が起きてきます。二〜三日で心臓が止まればそのときに外せばよいのですが、もし一週間以上も心臓が動き続けたらどうするのか。脳死の人から人工呼吸器を外すと、脳死の人の心臓はすぐに止まってしまいます。とくに脳死の人がまだ若い患者であった場合、家族は、患者の心臓が自然に止まるまでそのままにしておいてほしいと願うことが多いといわれます。事情が許すなら、家族の願いを聞いてあげればよいのですが、そう簡単にはいきません。

まず、脳死の人がいつまでもＩＣＵのベッドを占領していたのでは、いざというときに他の救急患者を収容できない危険性があります。また人工呼吸器を調整したり管理するためには人手がかかります。もう回復しない患者に費やす人手があったら、それを他の見込みのある患者に回すべきだ、という考え方もあります。人工呼吸器などの器械を作動させるには、当然のことながらお金がかかります。その費用は、健康保険から支払われるか、あるいは病院が立て替えます。健康保険から支払われるということは、私たちの掛金や税金から支払われるということを意味します。回復する見込みのない脳死の人に、公共的なお金を使うのは、金の無駄遣いだという声があります。また、もう回復しない脳死の人にいつまでも人工呼吸器をつけているのは、かえって人間の尊厳を傷つけることになるという意見もあります。

脳死の人に継続されている治療は、人工呼吸器だけではありません。血圧を上げるための昇圧剤に代表される、さまざまな薬品が、点滴のチューブから投与されています。あるいは脳死の人の身体が生きてゆくための栄養液が与えられています。場合によっては輸血をする必要があります。これらの治療は人手と金をくいます。それだけではありません。たとえば輸血のための血液は、慢性的に不足ぎみです。そんな貴重な血液を、もう回復することのない脳死の人に与えるなんて、倫理に反する行ないだという意見があります。

看護をいつまで続けるのか

第一章でも述べたように、脳死の人にはさまざまな看護が必要です。回復しない人の体温・脈拍・血圧などをいつまで測り、記録しつづけるのか。脳死の人の身体をいつまで拭いてあげるのか。そのような看護を続けることで看護婦の手はふさがれ、他の患者の看護に支障がでるかもしれません。また、看護婦自身も、回復しない患者の看護をいつまでもやるのは、空しさを感じ、熱意が失われるかもしれません。

脳死の人をきちんと管理するためには、いろいろな看護が必要です。昏睡状態の患者にかかる手間とほとんど同じ労力が必要となります。この点はいままでの脳死論ではあまり重視されてきませんでした。ここで、脳死の人を昏睡状態の患者と同じレベルで管理するためには、具体的にどのような看護が必要なのか、紹介してみます。

まず、口の中を定期的にきれいにします。患者の口の中は乾燥しやすく、唾液の分泌が少ないので、細菌が繁殖しやすくなります。そこで、綿を巻きつけた棒で、上下の歯と歯茎、口の中、舌を念入りに掃除します。

身体をきれいに拭きます。身体の皮膚を清潔にしていないと、皮膚がかぶれたり、汗が出にくくなったりします。とくに排尿のためのチューブが通っている陰部は、清潔にしておかないと、感染して炎症がおきたりします。頭髪もアルコールなどを使って洗髪します。目や耳や鼻も汚れやすいので、オイル綿などで清潔にします。昏睡状態の患者は目を軽く開いたままのことが多いので、角膜が乾燥しないよう包帯などで目を覆っておきます。

体位の変換をします。ベッドに横たわっている患者は、いろいろなチューブに接続されて、仰向けに固定されています。このままにしておくと、身体の重みがかかっている面に床ずれができたりします。そこで、二〜三時間おきに体位を変えてやります。体位変換は二人以上で行ない、パットを用いることもあります。また、そのときにマッサージや指圧をして筋肉をほぐします。自分で動くことができないので、ことあるごとに足・膝・股・肩の関節を、看護婦が運動させます。

患者は点滴や輸血のチューブを身体に挿し込まれています。そこで、針が刺さっている部分の皮膚をつねによく観察し、正しく入っているか、皮膚が赤くなっていないかなどをチェックします。点滴の量のチェックも行ないます。

排尿、排便の始末をします。尿はチューブから出すので、尿の量などを観察します。

患者が脳死状態になったとしても、きちんと管理しようとすれば、これだけの看護を、心臓が動いているかぎり続けなければなりません。これはかなりの負担です。脳死の人の身体を拭いたり体位を変換したりすることに疑問を感じる看護婦が出てきても不思議ではありません。

脳死の人の医療費と保険

脳死の人をＩＣＵの中で維持しようとすれば、これほどの労力と医療資源と費用がかかります。たとえば澤田祐介によると、ＩＶＨ（高カロリー輸液）＋人口呼吸器＋ケア、を一週間行なったときに、

・脳死判定二回……一〇万円
・ＩＣＵの一週間の検査費用……一八万円

・栄養補給、酸素吸入、血漿・薬剤・抗生物質使用費等……五八万円
・心臓マッサージなど死の儀式……八万円
・その他……一二万円
〈計〉一〇六万円
かかるそうです。澤田は次のように述べています。
実際に脳死を判定してから五〇日間の患者管理というか、死体管理をしたことがありますが、そうすると七週間ですので、ざっと見積もって六〇〇万円かかることになります。本人が払う金は三万円ですむのですが、実際に保険から六〇〇万円〜七〇〇万円が脳死の身体の管理のために支払われるという試算になってしまいます。（日本移植学会編『続々　脳死と心臓死の間で』メヂカルフレンド社、一九八六・九、二一九〜二二一ページ）
これでは、医療現場から脳死の人の治療と看護は早目に打ち切るべきだという声があがってきても不思議ではありません。たとえば鹿児島大学医学部付属病院では、脳死の人には家族の同意がなくても、抗生物質や昇圧剤の投与や人工透析などの治療行為は行なわないという方針が打ち出されました。人工呼吸器の取り外しについては家族の同意を得るようです。
これらの声は医療現場からだけあがっているのではありません。国家の医療経済を考える人たちからも、同じ声が聞かれます。たとえば朝日新聞編集委員の藤田真一は、次のように述べています。
脳死の診断が確定したあと、なお、レスピレーター（人工呼吸器）を動かし、心臓を動かし続けたとしても、それが患者さんを生き返らせるためではなく、家族たちの気休めにすぎない

ことは、すでに広く知らされてきました。

それが患者さん当人の「生」とはなんの関係もなく、いたずらに「死体」をもてあそぶ行為にすぎないことも、早晩、広く国民の常識になっていくと思います。（中略）

しかし、脳死の診断が確定して、一〇〇％救命の可能性がなくなったのに、二日も、三日、一週間も、家族の願いだからといって、レスピレーターを動かし続けるのは、一体、なんのため、誰のためなのでしょう。

私は、ひとつ、世間体のためではないか、という見方をしております。

もちろん、死者との別れ、あきらめに、しばらくの間、一定の時間が必要なことは申すまでもないことです。しかし、だからといって、医学的に「死」が確定したあと、いつまでも、別れのための死体管理が認められてよい、という理屈はありません。一週間以上もたてば、脳の自己融解がどんどん進んで、死臭にいたたまれなくなると聞きました。それでもなお、肉親の死を認めたくない、という人がいるそうです。

ですが、その肉親が、世間体を考えずに、素直に死者の立場にたってみれば、いつまでも死体に針やチューブを挿入して、意味もなくいじくりまわすのは、とんでもない迷惑、冒瀆行為だということは、分かるはずです。いま、脳死後の死体管理のために、どの病院でも一日最低五万円の費用がかかっていると聞きました。一日一〇万円以上の病院もありました。それが現在は、すべて健康保険の「治療費」として、請求すれば支払われているところに問題があります。

早晩、これには、けじめが必要でしょう。脳死という診断が確定したら、治療はやめる（死者は治療ができない）のだから、どうしてもレスピレーターを動かし続けたいという家族には、経費を自己負担していただくほかないと思います。一日五万円、一〇万円のお金を払って、死体の管理を続けたいという人が、一体、どれほどいるでしょうか。そんなに経費がかかるならやめてください、ということであれば、何をか言わんや、ということではないでしょうか。（生命倫理研究議員連盟編『政治と生命倫理』エフエー出版、一九八五・一一、二九〜三二ページ）

日本医師会の生命倫理懇談会の最終報告（一九八八・一・一二）の中に、次のような箇所があります。

臓器提供の場合は、脳死宣告後の死後処置として、人工呼吸器の継続使用のほか、薬物投与、輸液などの処置をひきつづき行うことになる。この際の医療費の問題については、前述したように医療保険の適用の是非を今後検討すべきである。

医療保険の問題は、今後確実に社会的議論になるでしょう。

脳死の人の治療や看護はどうあればよいか

以上のような状況のもとで、脳死の最初の倫理問題、すなわちＩＣＵの倫理問題が生じるのです。もう一度復習しておきましょう。脳死の倫理問題とは、脳死の人をめぐって、人と人とがどのように関わってゆけばよいかという問題でした。これと同じように考えれば、ＩＣＵの倫理問題とは、これまで述べてきたようなＩＣＵという場所の中で、脳死の人をめぐって、人と人とがどのように関わってゆけばよいかという問題のことです。

ＩＣＵの倫理問題はおよそ次の三つにまとめることができます。

(1)脳死の人の治療や看護を停止し、心臓停止を人工的に早めてよいか。

(2)誰がその決定をするのか。

(3)家族が脳死の人の治療と看護を望むとき、どうすればよいか。

これらの問いは、簡単には答えの出せない難しい問題です。いろいろな考え方が可能でしょう。私は、本人の事前の意思があり、家族が停止に賛成している場合は、その意思を尊重して治療や看護を停止してもよいと思います。ただしそれには条件があります。それはすぐ後に述べます。治療停止の決定は、本人の事前の意思や家族の意向を受けた主治医が行なうのが、妥当ではないでしょうか。家族が治療と看護の継続を望むときは、医師と看護婦は、家族の死の看取りに役立つものを選んで可能なかぎりそれを継続すべきである、と私は考えます。

これらの点を、もっと分かりやすく述べてみましょう。

脳死の人の治療や看護を停止するべきだという意見の背後には、二つの考え方があると思います。一つは、確かに脳死の人の心臓も生かしておいてやりたいが、医師や看護婦の労力、ＩＣＵの他の患者のこと、貴重な資源のこと、お金のことなどを考え合わせれば、脳死の人の治療や看護は継続すべきではない、という考え方です。つまり、脳死の人の治療や看護に意味があることは認めるが、ほかの事情を考えるとそういうわけにもいかん、という考え方です。私は、「希少な医療資源の配分」を見据えるべきだというこの考え方そのものは、間違っていないと思います。

もう一つの考え方は、脳死の人の治療や看護は無駄な医療であるから停止すべきだというものです。脳死の人はもう二度と回復しはしない。そんなものに治療や看護をしたってまったくの無駄であり、意味のない行為である。日本医師会も認めているとおり、脳死の人は医学的には死体であり、死体に対する治療は、医療とはいえない。こういう考え方です。私は、この考え方は間違っていると思います。

なぜかといえば、私は、死体に対する治療も、立派に医療といえると思うからです。死体を話題に出すと話が混乱し、私が脳死の人を死体と考えているといった誤解が生じるので、次のように言い換えます。私は、脳死の人に対する治療も、立派な医療だと考えます。

多くの読者はこれを聞いて奇妙な感じを受けることでしょう。

「脳死の人に対する医療なんて存在しませんよ。だって、脳死の人は医学的にはもう死んでいて回復しないのだし、意識もないのですよ。そんな人に医療をしていったい何になるのですか」。

こう考えたあなたは、すでに一つの罠にはまっているのです。それは第1章で述べた「脳の中身が分かれば脳死も分かる」という罠です。

発想の転換が必要です。

原点に帰って考えてみます。「脳死」とは、脳の中身のことではなく、人と人との関わり方のことでした。「脳死」とは脳死の人をめぐる人間関係の場のことでした。ということは、脳死の医療とは、脳死の人をめぐる人間関係の「場の医療」であることになります。

ところで、「場の医療」とはいったい何でしょうか。

ＩＣＵでの救命医療とは、「患者の身体や脳の中身の治療」が中心となる医療のことでした。これとは逆に、「患者を取り巻く人間関係のあり方を援助し看護する営み」が中心となる医療のことを、場の医療と呼びたいのです。

人と人との場の看護が中心となる医療

場の医療についてもっと具体的に見てゆきましょう。

ＩＣＵに昏睡状態の人が運び込まれたとき、まず第一になされるのは「昏睡状態の人に対する救命医療」です。その医療は、患者の脳の中身と身体の状態に全神経を集中します。その医療が失敗して、患者が脳死の人になったときから、患者の救命医療とは異なった「場の医療」、すなわち「脳死の医療」が始まるのです。

脳死の医療の場合、脳死の人を取り巻くさまざまな人々のうち、もっとも援助を必要としているのは、脳死の人の家族たちです。すでに述べたように、ＩＣＵとは、家族が肉親を見守る視線を極力排除する世界です。家族は、ＩＣＵの外で、肉親が回復してＩＣＵから出てくる姿をじっと待ち続けていたのですから、「患者が脳死になりました」と突然言われてもどう対応してよいかとまどうばかりです。

それは家族が、まだ肉親の「死の受容」を完了していないからです。脳死の人はやがて心臓も止まり、冷たい死体となります。家族には肉親のまだ温かい身体を前にして、それがやがて冷たい死体となることを理解し納得し、脳死状態の肉親に別れを告げ、その死を受容するという大事業が残されているのです。この大事業を家族がとどこおりなくすまさないうちに、人工呼吸器を切ったり臓器移植を行なったりすれば、家族の心には取り返しのつかない大きな傷跡が残ります。

家族の死の受容は、脳死になった肉親の看取り、すなわち「脳死の人の看取り」によってなされてゆきます。家族による脳死の人の看取りを援助することが、脳死の医療の最初の仕事です。脳死の人の看取りの援助とは、脳死になった肉親を看取る家族のために、医師や看護婦が別れのための静かな場を設定したり心遣いを示したりして、いわば家族を看護することを意味します。

ＩＣＵの中の救命医療は、患者の看護よりも患者の治療の方が優先する医療でした。これに対して脳死判定後の脳死の医療は、患者の治療よりも、患者を取り巻く人と人との場の看護の方が優先される医療です。なかでもとくに、脳死の人の看取りをする家族の看護が、第一の課題となります。

家族の心の看護なんて、看護婦にまかせておけばそれでよいのであり、それは医療という名に値しないという意見があるとすれば、それは医師のおごりであると思います。このおごりが、次章で述べる医師への不信感を患者や家族がつのらせてきた元凶でもあります。医療とは回復の余地のある人間の身体を治療するものであるという固定観念にとらわれているうちは、脳死の医療なんて考えられません。人と人との場を看護することが目的となる医療が存在すると気づけば、脳死の医療という発想も容易に理解できるようになります。

ＩＣＵの中の倫理問題とは、ＩＣＵの中の脳死の人をめぐって、医師や看護婦や家族たちがどのように関わってゆけばよいかという問題でした。今、この問いに、ひとつの答えを出すことができます。医師や看護婦は、脳死の人の看取りをする家族を援助し、看護すべきなのです。そして脳死の人の看取りの援助という礼儀作法を、われわれの社会は選びとるべきだと思うのです。

この考え方それ自体は、それほど目新しいものではありません。

事実、死に直面したがん患者のターミナル・ケア（末期医療）の場面では、患者自身へのケアと並んで、患者の家族への看護（ケア）の重要性が語られ始めています。長い人生をともにしてきた肉親の、最期の闘病生活を見つめる家族のこころは、苦しみや悲しみで混乱状態にあります。そんな家族の精神的な看護をし、患者が亡くなったあとも家族と連絡を取り合って、家族の悲しみにつき合ってゆく看護を続けるのです（飯尾正宏・河野博臣『がん死ケアマニュアル』医学書院、一九八七・四）。ターミナル・ケアの場合、このような家族の看護は、延命治療の単なる付属品ではありません。そうではなく、ターミナル・ケアという医療を中心になって支えるものこそが、家族の看護に代表される「場の看護」なのです。そもそも看護の本質には、人と人との場を看護する「場の看護」という側面があります。ＩＣＵ看護では、脳死の人の身体に対する具体的な技術が強調されますが、ここでも「場の看護」という特徴が消滅するわけではありません。

そしてこの「場の看護」が中心となる医療のことを、「場の医療」と呼びたいのです。「場」ということばが難しければ、「関わりの医療」と表現してもよいでしょう。

脳死の医療も同じです。場の看護が中心になるような医療が存在するということに、私たちはもっと目を向ける必要があります。

脳死の人の看取りのために

さて、脳死の人の看取りを援助するためには、医師と看護婦は次の三つのことをしなければなりません。

(1)脳死の人を前にした長い看取りの時間を保証すること。
(2)静かに看取りができる場所と設備を提供すること。
(3)脳死の人に、看取りのための最低限の看護をほどこすこと。

初めの二つは家族に対する看護であり、三番目は脳死の人に対する看護です。順番に説明します。

脳死の人の看取りとは、もう回復することもなく、やがて冷たい死体となってしまうことが確実な脳死の人に、人生の別れを告げ、その人のいのちをあきらめることです。脳死の人の場合、その身体には血液がめぐっており温かいので、よけいに別れを告げるのが難しくなります。

脳死の人の看取りをし、その（近い将来の）死を受容するためには、時間がかかります。冷たい死体が目の前にあるよりも、温かい脳死の人が目の前にある方が、当然あきらめるのに時間を要します。医師でもある杉本健郎は、みずからの経験から次のように述べています。

現在、医師と患者、家族との関係は、決して対等の会話ができるシステムになっていない。また交通事故のように予期せぬ突然の出来事であれば、医師の説明がどれだけやさしい内容のものであっても、やはり納得のレベルに達するまでには一定の時間が必要だ。脳生理学を理解する私の立場であっても、納得受容するまでには数日を要した。頭の中で理解することと、事実を受け入れ、納得することとは別なのである。（『着たかもしれない制服』一八九ページ）

日本医科大学の田口吉子のグループは、脳死の人の家族の心理状態を細かく記録した研究を行なっています（「朝日新聞」一九八八・一・二六、朝刊）。たとえば、脳死になった五二歳の男性の妻の心理的変化は、次の四つの状態に分かれます。第一期は脳死判定より三日目まで。初めは何がなんだか分からないパニック状態にあります。第二期は三日目から四日目。不安になったり奇跡を願ったり、混乱状態にあります。第三期は四日目から六日目。感情が整理され現実的にものを考えることができるようになってきます。そして第四期、六日目から一〇日目に至ってようやく死を受容し、人工呼吸器を外すことを望むようになります。

この家族の場合、脳死判定から死の受容までに一週間強かかっています。ここのICUでは、家族をどういう状況でどれだけの時間、脳死の人に面会させているのか分かりませんが、脳死の人の死の受容には、最低数日から一週間は必要であるように思います。

ただ、家族による「死の受容」にはさまざまなレベルがあるはずです。たとえば、頭ではよく分かったがもうひとつ実感がともなわないレベル、混乱と悲しみが過ぎ去り比較的落ち着いて患者を見られるようになったレベル、自分の意思で患者の人工呼吸器を切ることに同意できるようになったレベル、そして患者が亡くなったことを事実として冷静に受け止めることができるようになったレベルなどです。この最後の心境に落ち着くまでには、患者の心臓が停止してから何か月も何年もかかることもあるでしょう。

ここでは、死の受容のこのようなさまざまなレベルを認めながらも、ひとまず「混乱とパニック状態を脱し、自分の意思で患者の人工呼吸器を切ることに同意できるような状態になること」という意味でそれを考えたいと思います。

このようなわけで、脳死の人の看取りを本気で援助するためには、最低数日から一週間の時間をまるごと家族に保証する必要があります。しかし、日に二回数十分しかＩＣＵの中へ家族を入れない現在のシステムで、このようなことは可能なのでしょうか。家族を長くＩＣＵの中に入れることは、病院側がその気になりさえすれば、不可能ではないようです。田島桂子は次のように述べています。

米国においても一九五〇年代後半から一九六〇年代にかけて、ＩＣＵにおける精神反応（ICU Syndrome）が徐々に増加し問題になっていたが、その対策の一つとして、家族の面会時間を延長したり、面会制限を撤廃したところ、状態の改善がみられたという。

ＩＣＵ内の設備や治療・処置等の頻度との関連も考えなければならないが、必要に応じて看護婦が的確な判断をすれば、面会は何ら治療や看護の妨げにはならないといってよい。面会時間の制限をできるだけしないようにすることが、これからのＩＣＵの管理に望まれる点であろう。（『ＩＣＵ看護入門』三二～三三ページ）

医師や看護婦が手間をいとわなければ、家族が脳死の人の看取りのために、ＩＣＵの中に長時間入ることも可能なのではないでしょうか。確かにほこりや細菌を家族が持ち込む恐れは強いといえるでしょう。しかし田島は、「最近では吸塵装置や空気清浄機などがあるわけだから、このような設備上の配慮をすれば、その点の問題は改善されるだろう」（同書、三二ページ）と述べています。さらに、患者はすでに脳死になっているのだから、家族が患者に触れてモニターを狂わせたりすることに、それほど神経質になる必要はないわけです。

脳死の人に対する看護について考えてみましょう。脳死の人への看護は、まず第一に、家族による脳死の人の看取りを援助するためになされるべきです。人の死を看取り、その死を受容する家族への、最低限の心配りとして、死にゆく（死んだ）人の身体に敬意をはらい、身体を清潔に保つことは欠かせません。たとえば葬式でも、死体は大切に扱われ、その身体は見苦しくないようにきれいにしてあげます。これは葬式という別れの儀式をとり行なう際の常識です。

脳死の人の看取りでも同じことです。家族と脳死の人との別れを援助する際の礼儀作法として、看護婦や医師は、脳死の人の最低限の看護を行なうべきだと思います。ただ、脳死判定以前に行なっていたすべての看護を続ける必要はありません。家族の看取りに役立ち、脳死の人の尊厳を失わせないような看護のみを、継続すればよいのです。たとえば、さまざまなモニター装置は取り外してもよいのではないでしょうか。場合によっては輸血も外してよいかもしれません。最低限、人工呼吸器と栄養補給の輸液チューブと、昇圧剤などのいくつかの薬品は、つけたままにしておきます。また、体位の変換や身体の清潔は続けます。この看護には、看護婦だけではなく家族も参加してよいでしょう。手足の関節運動などは省いてよいと思います。具体的に何を継続し何を中止するかは、現場の医師と看護婦が決めることです。

ICUの外へベッドを移す

こうやって考えてみると、脳死の人の装備する器械類は、ずいぶんと少なくなります。また、救命医療時とは違って、シビアな監視の必要もありません。だとすれば、脳死の看取りの別の可能性もでてきます。そうです。ICUの外に、ベッドごと出してしまうのです。ベッドには車輪がついているので、人工呼吸器を小さいものと取り替えてから、点滴の器械といっしょに、ベッドを外へ出してしまうのです。

一般病室に出すと、ほかの患者さんに動揺を与えるかもしれないので、個室の方がよいでしょう。病院の規模によっては、もっといい方法があります。二二ページの神戸市立中央市民病院のICUの図をもう一度見てください。ICU本体に隣接して、小さな部屋がたくさんあります。この中には、家族控室、説明室、カンファレンスルーム、医師ラウンジなどのスペースがとってあります。これらの部屋の一つを、脳死の人の看取りの部屋にすればよいのです。やりくりすれば、不可能ではないはずです。これから病棟を新設するところでは、ICU本体と一般病室の中間に、脳死の看取りの部屋を作ることも考えられます（一種の「中間施設」の発想ですね）。脳死の看取りの部屋は、もちろん固定的な部屋である必要はなく、状況に応じて他の用途と使い分ければよいのです。最近の大病院では、ICUと一般病室のちょうど中間の性質をもつ「重症管理室」を置くところも出てきました。たとえばこの重症管理室の一隅を区切って、脳死の看取りの部屋に当てるのはどうでしょうか。一考の価値はあると思います。

脳死の人をICU本体から外へ出せば、当然、心臓停止は早くなります。しかし、脳死の医療とは心臓延命治療ではなく、脳死の看取りの看護ですから、家族がそれを望むのであれば、医師は良心の呵責に悩むことはありません。

脳死の人の治療や看護は無駄な医療であるという意見の人もまた、脳死患者は人工呼吸器を切って早くICUの外へ出すべきだ、と言います。しかし彼らは、経済的な効率性のみを考えてそう言っているのです。脳死の看取りの必要性など、視野に入っていないにちがいありません。このような考え方は排するべきです。

日本医師会の生命倫理懇談会のメンバーが、脳死患者にいつまでも人工呼吸器をつけておくのはかえって人間の尊厳に反することになる、という主旨の発言を記者会見でしていました。しかしその判断は、まず第一に脳死本人の事前の意思、第二に脳死を看取る家族の判断にまかせるべきことがらであり、決して一般的な命題の形で権威ある団体が述べることではありません。

救命医療から看護中心の医療へ

さて、以上に述べたことを、図で表わしてみましょう（次頁図4参照）。

ICUの中に意識障害や昏睡状態の患者が運ばれてきます。救命医療がほどこされますが、そのかいもなく患者は脳死状態になります。この間の医療は、昏睡状態の患者の治療がなによりもまず

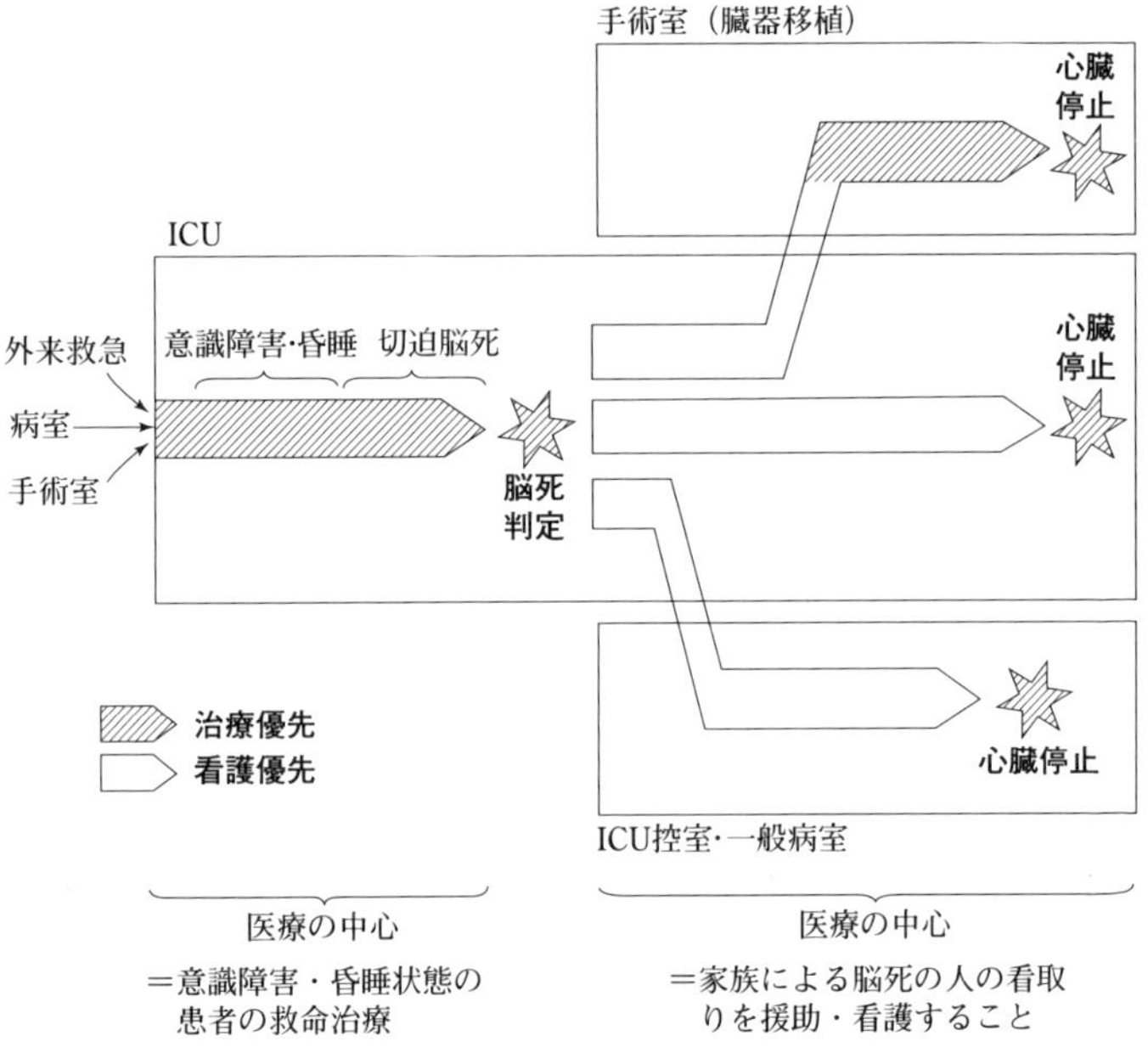

図４　医療の中心の推移

優先される医療です。看護婦は、救命治療が最大に効果を発揮するために必要な、患者の身体の看護を行ないます。また、ＩＣＵの外で待っている家族への、定期的な分かりやすい情報提供を心がけなければなりません。

脳死判定後に、医療の性格は大きく変わります。

脳死判定後は、医療の中心は、家族による脳死の人の看取りを、医師や看護婦が援助し看護することに移ります。脳死判定で医療が終わるのではありません。医療はその性格を変えて、脳死判定後も継続されるのです。図では脳死判定後に三本の道が分かれています。真ん中の道は、ＩＣＵの中で心臓停止まで脳死の人を看取る場合です。病院の事情でＩＣＵの外に脳死の人を出すことができないときや、家族があくまで最善の心臓延命治療を望むとき、脳死の人はＩＣＵの中で心臓停止を迎えることになります。

下におりる道は、ＩＣＵ控室や一般病室で脳死の人を看取る場合です。

もう一本、上にあがる道があります。これは脳死の人から臓器移植をする場合です。現時点では、臓器移植は一刻を争う手術です。臓器移植の臓器提供者（ドナー）になる脳死の人は、移植の態勢が整って手術室で臓器を取り出すまでの間、ＩＣＵの中で厳重に管理されなくてはなりません。移植予定の臓器に血液や栄養が充分回らなくなったり、臓器が細菌に感染したりするとたいへんです。臓器移植が予定されている脳死の人は、この点で、ＩＣＵの中で医師や看護婦によるかなりきびしい監視が続くことになります。

たとえこの場合でも、私は次のことを主張したいのです。〈臓器移植のための管理が必要だとしても、それは脳死の人の看取りの援助を軽視してよいことにはつながらない。臓器移植は、家族が脳死の人の看取りを終え、その死を受容した後で、はじめてなされるべきである〉。ＩＣＵの内部での、家族による脳死の人の看取りがいくら困難であっても、それを援助しとおせる態勢と覚悟と自信がない病院では、移植のための臓器摘出は本来すべきではないと私は思います。家族が脳死の人に別れを告げる時間は、臓器摘出が行なわれる前、それもＩＣＵの中でしかありえないからです。

脳死判定の前後で以上のような医療の変容が起こります。これにともなって、ＩＣＵでの看護も変容します。従来のＩＣＵ看護は脳死判定以前の看護がほとんどでした。そこで看護婦がすることは、まず治療が効果的に行なわれるための患者の身体の看護です。そこには患者に声をかけるなどの、精神的な看護もふくまれています。次に、ＩＣＵの外で待っている家族への情報提供に代表される、家族への配慮があります。いままでＩＣＵ看護といわれてきたものはこれですべてです。ところが、脳死判定以後の看護は、新しい局面に入ります。そこでの看護は、脳死の人を取り巻く人間関係の「場の看護」です。具体的には、脳死の人を看取る家族を援助し、家族の死の受容を援助することが看護の目的となります。従来のＩＣＵ看護にこの概念をつけ加えることが必要です。

これはまた、脳死判定の前後で、看護の意味も変容することを示しています。たとえば、「患者の身体を清潔に拭く」という看護は、脳死判定以前では、患者が細菌に感染せず無事に回復することを願ってなされます。ところが、脳死判定以後では、「患者の身体を清潔に拭く」という看護は、脳死の人の尊厳を守るという目的に加えて、家族が脳死の人のきたない身体を見て心理的動揺を起こさず、無事に患者の死を受容できることを願ってなされるのです。そしてそれは看護者自身が患者と別れるための行為ともなるでしょう。

脳死後の医療や看護を行なうときに、いちばん問題になるのは、それにかかる人件費・薬品費などの費用をどうするのかという点です。以前にあげた藤田のように、脳死判定以後にかかる費用はすべて自己負担にすべきだという意見もでてきます。しかし私はそれには反対します。というのも、藤田の考え方の底には、脳死判定後の医療は無駄な医療であり排除すべきであるという思想が流れているように思われるからです。私は、脳死後の医療や看護にかかる費用は、一定限度までは公共的に負担すべきだと考えます。脳死の人を家族が看取るのを援助するためにかかる費用は、通常医療の費用であると認めるべきだと思うからです。そしてその費用は、膨大な国民医療費に較べれば、ほんの微々たるものにしかすぎません。

難しいのは、病院の中で看護婦の手が足りなくなったときや、ICUの中に空きベッドがなくなったとき、脳死の人に投与している薬品がきわめて貴重なものであったときなどに、それでも脳死の看取りの看護を続けるかという問題です。これは一般に、「希少な医療資源の配分問題」と呼ばれています。病院では実際に関係者を悩ますことがあると聞きます。この場合は、もう現場の医師や看護婦に決定を委ねるしかありません。病院の中に倫理委員会がある場合は、委員会で（外部の人をもふくめた）多くのスタッフの意見を聞いて決定するのがベストでしょう（本書では、この決定をする際の具体的な倫理上の基準について述べる余裕はありませんが、⑴この問題について一律の処方箋はないこと、⑵倫理委員会のあり方そのものに一考の余地があること、の二点をここでは指摘しておきたいと思います）。

あと、病院の中に今から看取りのための部屋を確保するのは無理だとか、ただでさえ忙しいのにそんな新しい仕事を増やすのは無理だ（いやだ）とか、前例がないとか、習慣がないとか、いまのICUの秩序が乱れるとか、看護婦を教育するのがたいへんだ、などの反対意見が考えられます。これらの問題は、病院の医療と看護に対する取り組みと熱意によってどうにでもなる問題だと思います。医療受益者は、意外とこういう点に、こっそり目を光らせていたりするものです。

医療現場、とくにICU周辺の猛烈ないそがしさを考慮すれば、家族による脳死の人の看取りを援助する特別のスタッフを新たに作った方が賢明かもしれません。そしてそのスタッフは、脳死にかぎらず、大病院の中でのあらゆる死の現場に立ち合い、家族をもふくめた臨死の場を、心理的な面からバックアップするのです。もし現状の医療体制のもとで、このようなスタッフを配することが不可能であるのならば、まず最初に、それを不可能ならしめている病院の体制そのものを少しずつ変革してゆくべきでしょう。

看取りの医療の実践

以上が私の提案です。「脳死」が生み出す最初の倫理問題に、このような姿勢で取り組んでゆくことが、いま医師や看護婦や医療行政担当者に求められているのではないでしょうか。

もっともいくつかの大病院のICU現場では、ここ数年のあいだに、医療従事者の意識と態度が、ここで述べたような方向へと変わりつつあると聞きます。

たとえば京都第一赤十字病院のICUでは、脳死状態になった九歳の女児に対して、次のような看護がなされました。まず看護目標として、家族が患児の死を受け入れられるように援助し、合併症や外観の悪化の防止に努めます。具体的には、患児を個室に移し、清拭や身の回りの世話を家族といっしょに行ない、ことに顔面などの外観の悪化防止を心がけました。そして「母親と一緒に清拭や結髪をしながら、あるいはただ一緒にベッドサイドに座って、繰り返し語られる思い出話や自責の言葉の聞き役になるよう努めた」ということです。そのおかげで父親も母親も約四日間で、いちおうのこころの準備ができたようです（川田治子ほか「脳死患者の家族が死を受容するまでのプロセスとその看護」EXPERT NURSE VOL. 3 NO. 4 APRIL 1987, 九八〜一〇一ページ)。この事例に関して、福間誠之は、「これからは、脳死から心臓死になって、死後の処置をするまでが医療、という時代になってゆくでしょうね」と述べています。これは、いままで述べてきた私の考え方と合致します(座談会「脳死の患者さんの家族にどう対応するか」EXPERT NURSE VOL. 3 NO. 4 APRIL 1987, 一〇七ページ)。

すでにこのような方向へと地道な努力を続けてこられた医療従事者の方々には、敬意を表したいと思います。このような流れが、ICU医療と看護の、そして現代医療一般の主流へと成長してゆくことを願わずにはいられません。

最後に、以前にあげたICUの三つの倫理問題にもう一度、簡単に答えておくことにします。

ICUの三つの倫理問題とは次のものでした。

(1)脳死の人の治療や看護を停止し、心臓停止を人工的に早めてよいか。

(2)誰がその決定をするのか。

(3)家族が脳死の人の治療と看護を望むとき、どうすればよいか。

まず最初の問題です。私は以前にこれに対して、本人の事前の意思があり、家族が停止に賛成している場合は、治療や看護を停止してもよい、と述べました。ただしその際には条件があります。それは、家族による脳死の看取りに対する充分な配慮が払われていた場合に限って、本人の事前の意思あるいは家族の希望で心臓停止を人工的に早める決定をしてもよい、という条件です。もちろんそれを早める理由として臓器移植などの利用や経済問題があることは、充分認識しておくべきです。

次の問題。これについては、第一に本人の事前の意思（つまり本人がまだ自分の考えをはっきりと表明できる時期に示された本人の意思）、第二に家族の判断、に基づいて主治医が決定するのがよいと思います。ただし、この誰が決定するかという問題については、もっと本格的に議論するべきです。それはたとえば、家族の意思とはいったい何であるのか、本人の事前の意思は本当に有意味なのか、などの点です。本書では深く突っ込んで検討できなかったので、他の場所で検討する必要があります。

最後の問題についてはすでに述べました。医師と看護婦は、家族の望む治療と看護を、事情の許すかぎり実施してゆくべきであると考えます。これが私の考え方です。

第3章　臓器移植の光と影

臓器移植における人と人との関わり方

臓器移植は、脳死が問題になる前から、医療として広く行なわれてきました。たとえば腎臓移植は、二個のうちの片方を血縁者からもらって移植することができます。また、心臓が止まった直後の人間の身体から腎臓をすばやく取り出して移植することも可能です。

ところが、ＩＣＵの中で脳死の人が出現するようになってから、「脳死の人からの臓器移植」ができるようになりました。脳死の人からの臓器移植を行なうメリットは次の三つです。

(1)　心臓や肝臓などは、脳死状態からしか移植できません。心臓は、健康に生きている人からもらうわけにはいきませんし、かといって心臓が止まった人の心臓では使いものになりません。どうしても脳死の人の動いている心臓を取り出す必要があるのです。脳死の人からの臓器移植が認められてはじめて、心臓移植や肝臓移植は可能になります。

(2)　臓器移植のための臓器が多く確保できるようになります。腎臓にしても、近親者や心臓死の人からの提供だけでは、数が足りません。脳死の人から腎臓がもらえるようになれば、その数は増えます。

(3)　心臓死の人から臓器をもらうよりも、臓器移植の成功率が高くなります。脳死の人は人工呼吸器や薬品などのおかげで、身体の各臓器にまだ血液が循環しています。血液を循環させたまま身体にメスを入れて臓器を取り出すわけですから、臓器の「新鮮さ」が違います。

このように考えてみますと、移植でしか助からない重い心臓病・肝臓病・腎臓病などの患者さんにとっては、「脳死の人」はきわめて貴重な臓器の供給源でもあるのです。ヨーロッパやアメリカでは、脳死の人からの臓器移植は、すでに普通の医療として行なわれています。日本でも腎臓に関しては、脳死の人からの腎臓移植が事実上行なわれてきました。心臓や肝臓に関しては、現在移植のための態勢を準備中と聞きます。

さて、ここで、「臓器移植」についての発想の転換をしておきましょう。

思い出してください。「脳死」とは脳の中身のことではなく、脳の働きが止まった人をめぐる人と人との関わり方のことでした。これとまったく同じことが、「臓器移植」に関してもいえます。「臓器移植」とは、一つの身体の中からもう一つの身体の中へ、臓器を移し変えることではありません。そうではなくて、「臓器移植」とは、臓器をあげる人と、臓器をもらう人を取り巻く、人と人との関わり方のことなのです。臓器をあげる人のことを「ドナー」、臓器をもらう人のことを「レシピエント」と言います。臓器移植の場面では、ドナーとレシピエントの回りを、主治医、それぞれの家族、移植医、看護婦、さまざまな医療従事者などの人々が取り巻いています。脳死の人の場合、「脳死の人からの臓器移植」とは、脳死の人であるドナーと、移植を受けるレシピエントを取り巻く、人と人との関わり方のことです。

人と人との関わり方という視点から見たとき、脳死の人からの臓器移植は、どのように描写されるのでしょうか。

ドナーの家族からみた臓器移植

「脳死の人からの臓器移植」は、まずICUの中で、ある患者が脳死の人になったときから始まります。脳死の人の心臓や腎臓などが移植に使えると分かったとき、臓器移植の話が持ち上がります。臓器提供は、家族が申し出る場合と、医師が勧める場合とがあります。腎臓移植の場合、若干古くなりますが、一九八〇年から八五年の間に移植を行なった九一施設の調査によりますと（太田和夫の調査）、全体の二四・三％が家族の申し出となっています。この中には、本人の事前の意思を家族が尊重して医師に伝えた例もあると思います。残りの六七・三％は、主治医の勧めによって移植に踏みきっています。さらに、八・四％は、移植医の勧めとなっています（移植医が直接、家族に臓器提供を勧める場合があるようです）。こうやって見てみると、全体の四分の三は、医師の側からの勧めによって臓器移植に踏みきっていることになります（『続々　脳死と心臓死の間で』九四ページ）。

患者が脳死の人になったとき、その家族の四分の一は、患者に以前から臓器移植の意思があったのを尊重して、あるいは肉親の身体の一部がどこか他の人の身体の中で生き続けることを願って、腎臓移植を（おそらく自発的に）決定します。残りの四分の三の家族は、主治医や移植医の勧めを受けて、いろいろと悩んだすえ、脳死の人からの腎臓移植を承諾するものと思われます。

家族が臓器移植に承諾を与えるときの、人と人との関係のあり方から、すでに「臓器移植」は始まっているのです。たとえば、日本では本人が事前にどのような意思を表明していたとしても、家族の承諾がなければ、腎臓移植はできないことになっています。このように、脳死の人の事前の意思というものをどう評価するかという点も、すでに「臓器移植」の一部です。「臓器移植」とは単に臓器の物理的移動だけを指すわけではないのです（フランスでは、本人が生前に移植拒否を明らかにしていた場合には移植はできませんが、これ以外の場合では、いくら家族が拒否してもそれに関係なく臓器移植が可能だとされています。このように、臓器移植の承諾に関しては、国によってまちまちです）。

患者が脳死の人になった直後から、家族は脳死の人の看取りをすることになります。そして脳死の人に別れを告げ、いちおうの死の受容ができたころに、臓器移植の決定を行なうのが理想でしょう。というのも、移植決定を医師に告げたそのときから、脳死の人は再び厳重な管理態勢に入るからです。そして脳死の人の看取りはどうしても後回しにされがちになるからです。杉本裕好は、移植決定を医師に告げたときのことを次のように描写しています。

けれど、ここでまた、呆気にとられたことがあったのです。それまでは主治医はほとんど病室にも来ず、ただ形ばかりの点滴ボトルがつり下げられていただけなのに、主治医から腎センターの移植チームにすぐ連絡がされると同時に、婦長自ら初めて入室して来たり、医師が入れ替わり立ち替わり見に来られたのです。それまでは、私達が死の受容をするのを待っているといった風で、形ばかりの治療でしたのに、点滴ボトルに、利尿剤、昇圧剤が入れられたり、一転して前向きの治療が始められたわけです。「死体に価値が生まれたということなのね」と私は皮肉の一つも言いたくなってしまいました。（杉本健郎・杉本裕好編著『剛亮の残したもの』朝日カルチャーセンター自費出版、一九八八・八、一一二～一一三ページ）

家族が臓器移植を決定したときから、脳死の人をめぐる人間関係は、家族の死の受容を目標とするものから、臓器移植の成功を目標とするものへと、一気に変貌します。脳死の人の臓器がなるべく「新鮮に」保たれるように監視し治療し、さまざまな検査を行ない、主治医は移植医のグループと連絡を取り合って、最適のレシピエントを探します。家族はそれらのあわただしい動きをただ見守っているだけです。

やがて脳死の人は手術室へと運ばれて行き、家族が再び会えるときには、もう心臓は停止し、身体は冷たくなって、顔色も土色に変わっています。このとき家族は患者の「死」を、最終的に実感するのです。

手術室で取り出された臓器が誰によってどこに運ばれ、誰の身体に移植されたのか、ドナーの家族は知ることができません。移植手術が成功したのか失敗したのか、臓器がちゃんと働いているのかなどについても、知ることができないようです。ドナーの家族は、肉親の臓器で誰かのいのちが助かるのならという善意で、あるいは肉親の臓器が誰かの身体の中で生き続けていて欲しいと願って、脳死の人を手術室に送り出します。その時点で、脳死の人とも、臓器とも、永遠にお別れになるのです。家族は、匿名性のベールに包まれた善意の海に、肉親の臓器を投げ入れたが最後、もう二度と会うこともないわけです。

冷たくなった肉親の身体は、葬式に出し、火葬され、骨と灰になります。家族は亡くなった肉親のことをずっとこころの隅で思い続けるでしょう。そして同時に、あのとき誰かの身体の中に移植された、そして今はどうなっているのか全然分からない肉親の臓器のことを、思い続けることでしょう。

レシピエントにとっての臓器移植

さて、レシピエントにとって、臓器移植とはどのようなものなのでしょうか。

重い心臓病・肝臓病・腎臓病の人で、臓器移植による治療を望む人は、かかりつけの病院を通して、移植センターに登録します。そのときに、血液型やＨＬＡ型（第六染色体にある組織適合抗原）、病歴などをコンピュータに登録しておきます。どこかで臓器の提供者が現われた場合、コンピュータに登録されているこれらの情報をもとにして、組織適合性検査を行ない、もっとも拒絶反応が少ない最適のレシピエントを探して、臓器移植の候補者とするわけです。

登録したあとは、脳死の人のドナーが現われるまで、ひたすら待ちます。ドナーが現われても、その臓器が自分のところに来るとはかぎりません。すべては、コンピュータに登録してある適合性の条件が決めるのです。臓器が自分のところに来るかどうかは、完全に運まかせです。どのような特性をもった人が脳死の人になるのかという第一の偶然と、コンピュータに登録された多くの移植希望者の中から誰が最適のレシピエントとして選び出されるかという第二の偶然によって、移植候補者は決定されます。移植希望者に較べて、脳死の人のドナーははるかに少ないですから、ますます移植の順番が自分のところに回ってくるのは遅くなります。

レシピエントにとって、「臓器移植」とは、待つことから始まります。腎臓病の患者は人工透析を受けに病院へ週に何回も通いながら、ひたすら待ちます。重い心臓病の患者はベッドの上に横たわったまま、ひたすら待ちます。いつまで待つのか、誰にも分かりません。待っているうちに病状が悪化して、死んでしまうかもしれません。

愛媛に住む仲田明美さんもそのひとりでした。彼女は新聞に次のような投書をしています。

私は先天性の心臓病が悪化したため、愛媛大学付属病院で五台の輸液ポンプにつながれ、酸素吸入をしたまま、ベッドに寝たきりです。（中略）

人の生老病死はあまりにも現実的な事実であり、それに対応する医療も非常に現実的対策となるのは当然のことでありましょう。いつまで日本人は、人の苦しみや死んでゆく生命（提供を受ける人の生命も、提供を希望される人の生命も）を無視し続けた観念的脳死論議を続けるのでしょうか。（中略）

どうか一日も早く日本国内で心臓移植などの臓器移植が行われるよう、温かな血の通った対策を立てて下さい。私には脳死論議を繰り返している人がみな、脳死や臓器移植には日常的に遠いところにいる人たちばかりなのが悲しく思われます。(「朝日新聞」一九八七・九・二八、朝刊)

仲田さんは一九八八年一月四日、心臓移植を待ち望みながら、亡くなりました。

こうして待つうちに、ある日突然、病院から連絡が来て、待機するように言われます。そして移植が実現します。レシピエントは指定の病院に行き、手術室で誰のものとも分からない臓器を、みずからの身体の中に移植します。レシピエントにとって、この臓器は、突然、匿名のベールの向こう側から降って来たようなものです。レシピエントが医師に頼んでも、提供者の名前は教えてくれません。

移植手術は成功するとはかぎりません。移植しても、その臓器が全然働かないこともあります。また、移植直後は働いていても、年月がたつうちにダメになってしまうこともあります。ダメになったらまたそれを取り出す手術をすることになります。当初の移植は成功しても、こうやって、その後患者さんが死んでしまうこともあります。移植後のいちばん大きな障害は拒絶反応です。患者は拒絶反応を抑える薬(免疫抑制剤)を、長い期間飲み続けます。この薬は、現在のところ、さまざまな副作用をともないます。移植は成功したのだが、免疫抑制剤の副作用のおかげで他の臓器がダメになったという例もあります。

しかし、移植の成功は、レシピエントにこのうえない喜びをもたらします。たとえば腎臓移植が成功すれば、人工透析を受けているときに較べて、生活の快適さがいちじるしく改善されます。太田和夫は次のように述べています。

たとえば透析をやってると、週三回、一回に四時間から五時間という治療を受ける。この時間的な制約はもちろん、たとえば人工腎臓を使っていても、尿毒素が正常の十倍近くからだにあるわけです。ですから、それだけで体が非常にだるい、不愉快ですね。また、貧血も強い。（中略）

そうすると、逆に水を吸って脳が浮腫を起こしたり、頭が痛い、吐く。（中略）その翌日は少しよくなるのですが、その翌日またすぐ透析というようなことの繰り返しになりますから、からだがスッキリすることがないんですねえ。（加藤一郎ほか『脳死・臓器移植と人権』有斐閣、一九八六・七、六八ページ）

移植した患者さんに、移植して何がよかったかと聞きますと、何年間何パーセント生きられるようになったということではなくて、たとえば身体がかゆくてしょうがなかったのが一晩ですっきりした、汗が出るようになって気持がいい、食欲が出てきて食べものがおいしくなった、いつも頭が締めつけられていたのがすっきりした、身体のだるさがとれた、というようにきわめて肉体的なものなのです。そこで透析ではどうしても補えない面があるのではないかといつも感じております。（『続々　脳死と心臓死の間で』一四七〜一四八ページ）

人間関係を隔てる匿名性のベール

「脳死の人からの臓器移植」とは、これらさまざまな人々の人間関係が作り出す、人と人との関わり方のことです。そこには、他の人間関係には見られない大きな特徴があります。次頁の図5を見てください。

真ん中に、脳死の人が管理されるＩＣＵと臓器を取り出す手術室があります。このＩＣＵと手術室をはさんで、両側に、二種類の人間関係のネットワークが広がります。左側に広がる人間関係は、脳死の人の家族や親族、そして知人などの、いわば血縁・地縁共同体です。これは、脳死の人を中心に、血のつながりや、いままでの人生の親しいつきあいによって形成された、日常生活の人間関係です。ここに属する人は、みんな脳死の人の名前も顔も知っていますし、親戚同士・知人同士の交流もあります。

これに対して、右側に広がる人間関係は、臓器の移植を希望するレシピエントによって、コンピュータの電子ネットワーク上に作られた、目的指向型の人間関係です。ここに属する人々は、仲間がどこに住むどういう人なのか、お互いにほとんど知りません（同じ病院で闘病していたり、何かの会で連絡を取り合っている場合を除けば）。普段の生活もまったく共にしていないし、生活のうえでは事実上お互いに無関係といってもよいと思います。ただ、臓器の移植を希望し移植センターに登録しているというその点だけによって、これらの人々は結ばれているのです。どこに住んでい

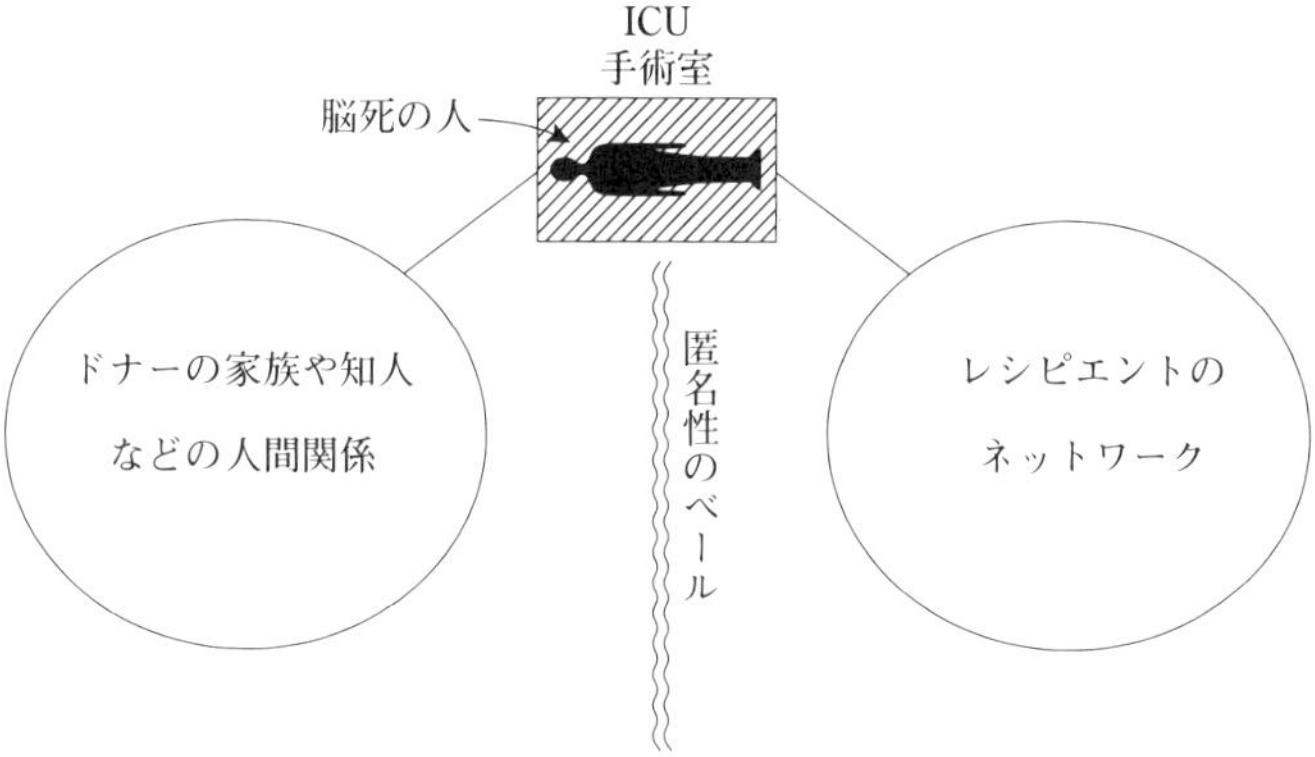

図5　二つの人間関係のネットワーク

ようと、この仲間に入るためには、移植センターに登録さえすればよいのです。その時点で、その人はコンピュータ・ネットワークの上で、自動的にこれらの仲間と、結合されます。

このように、まったく性質の異なった、二つの人間関係のネットワークが、病院のICUと手術室をはさんで、その両側に広がっています。そしてこの二つの人間関係のネットワークの間は、匿名性のベールによって、見事に仕切られています。ドナーの家族は、脳死の人の臓器が誰に移植され、その後どのような運命をたどるのか知ることはできません。レシピエントもまた、臓器がどこの誰から提供されたのか知ることはできないのです。それを知っているのは、この間を仲介する少数の医師のみです。

「脳死の人からの臓器移植」という人と人との関わり方とは、このような人間関係なのです。

この点を別の角度から見てみましょう。ICUに運び込まれた患者は、家族から隔離されてさまざまな救急治療を受け、そして脳死の人になります。患者は、家族や親しい人の人間関係から切り離されて、いわば「孤独」のうちに、コードやチューブにがんじがらめになりながら、脳死の人になるのです。

脳死の人になったあとで、臓器移植が決定したとします。この瞬間に、脳死の人は、まったく見知らぬ全国の不特定多数のレシピエントと、コンピュータ・ネットワークの上で、緊密な関わりをもつようになります。組織適合性などの検査のために、脳死の人の情報は、ネットワークを通じて全国の関連病院と結合されます。

現代医療は、脳死の人を、家族や親しい人たちの人間関係からは引き離しておきながら、同時に、脳死の人を不特定多数の新たな人間関係の網の目の中に放り出すのです。

臓器移植という医療は、この点で、脳死の人を取り巻く人と人との関わり方を、根本的に変えてしまう医療と言えます。現代医療は、ひとりの人間の身体を主に対象として、その身体の中の病気を治そうと努めてきました。しかし現代医療は、単に人間の身体の中身だけを治療するのではなく、人間関係という人と人との関わりの場そのものを変容させてしまう、大きな力をもつようになったのです。私たちは、現代医療のもつこの力について、もっと考察の目を向ける必要があります。

臓器移植における心理的ストレス

さて、脳死の人からの臓器移植には、説得力の強い少数の肯定面（光）と、慎重に検討すべき多数の問題点（影）があります。

肯定面は、心臓・肝臓・腎臓などの移植によって、移植以外の方法では助からない人のいのちが助かったり、生存期間が長くなったり、苦しい闘病をしている人の生活の快適さ（生の質、クォリティー・オブ・ライフとも言います）がいちじるしく改善される点です。これは、レシピエントにとっては、他の何ものにも代えがたいメリットです。この意味で、臓器移植は、レシピエントにとってまさに希望の灯であるわけです。また、あらかじめ臓器提供を希望していた人が脳死の人になった場合、その人の希望を移植によって活かすことができます。

慎重に検討すべき問題点としては、まず、臓器移植という医療がもつ、技術的、社会的問題があげられます。たとえば移植後の拒否反応を抑える免疫抑制剤の副作用の問題があります。その副作用で、身体の他の部分が病気になる危険性もあります。腎臓病で人工透析を受けている患者さんの場合、移植後の副作用まで計算に入れたときに、本当に移植に踏み切るべきかどうか難しいところです。お金の問題もあります。たとえば、心臓移植にかかる費用の問題。手術をした最初の一年間に二千万円ほどかかるといわれています。そのうち、患者の自己負担額は三百万から五百万円にものぼるそうです。また、手術後も、高額の免疫抑制剤を飲み続けなければなりません。そうなると、これは金持ちの医療です。心臓移植を受けられる人と受けられない人が出てきます。また、心臓移植などの場合、移植希望者に較べて、移植に適した提供者の数は圧倒的に少ないという予想が立てられています。となると、心臓移植のレシピエントを決めるときに、本当に公平な選択がなされるのだろうか、金持ちや権力者の方に優先的に行ってしまうのではないか、という不安の声が出てきて当然です。

第二に、臓器移植がその後のドナーの家族やレシピエントに与える心理的影響について、まだほとんど解明がなされていない点があげられます。たとえば、脳死の人の事前の意思を尊重して、家族が移植に同意したとします。しかし家族は、こころの底では、肉親の温かい身体にメスを入れて臓器を取り出すことなど、してほしくないにちがいありません。けれども、それを「善意の行ない」として肯定し、自分たちのこころに言い聞かせ、移植に同意するわけです。ここに心理的なストレスが蓄積されるかもしれません。レシピエントについても同じです。自分の身体の中に、見知らぬ他人の一部が入り込んでいることを、いつも自覚して生きてゆくのは、たいへんな心理的ストレスを生み出す危険があります。

さきに述べたように、がん患者の末期ケアでは、患者が死亡したあとの家族のケアも、医療の重要な課題になります。それをおこたると、家族が病気になったり、家庭崩壊に及んだりすることもあります。脳死の人からの臓器移植でも同じだと思います。脳死の人からの臓器移植という医療は、本来は、移植後のドナーの家族やレシピエントの心理面での継続的なケアをもふくんでいるべきです。ところが、現状ではそんなことは考慮さえされていません。

臓器移植が心理的なストレスを生み出す一つの原因として、私たちの死生観や遺体観があると言われています。波平恵美子は、一九八五年の日航機墜落の遺族の文集「おすたかれくいえむ」を検討して、日本人の遺体観の特徴を整理しています。その中に「遺体は五体満足でなければならない」というのがあります。実際、遺族たちは、ばらばらになった遺体の部分を、執拗に探し求めたようです（『脳死・臓器移植・がん告知』三六ページ）。

もし私たちの文化の中に、本当に「遺体は五体満足でなければならない」という遺体観があるとすれば、脳死の人からの臓器移植とは、臓器を身体から切り離してしまう点で、この遺体観と正面から衝突する医療であることになります。遺体観や死生観は、私たちの文化の深いところに根を降ろし、私たちの骨身に染みついていると考えられます。脳死の人からの臓器移植に同意することは、私たちの骨身に染みついた遺体観に反する行ないです。ここで心理的な葛藤が生じます。それは心理的ストレスとなって、私たちの意識の深層に蓄積されます。

また、移植に同意するときのドナーの家族の心理状態についても、解明は進んでいません。肉親が脳死の判定をされたとき、家族は多かれ少なかれ混乱状態に陥ります。そのなかで臓器移植に同意するのですが、それをはたして家族の真意とみなしてよいのでしょうか。息子さんを脳死状態を経て亡くされたTさん（女性）は、いったんは臓器提供を申し出ました。別の理由で移植は実現しませんでしたが、Tさんはその後、どうしてあのとき自分が臓器移植を申し出たのか不思議に思うと述べられています。そして次のように書かれています。

受け手側は、他人の死の上に自分の生を重ねている、これも我慢なりません。他人の死を、そんなに軽々しく考えてもらっては困ります。世の中、どんどん移植に突進していくようです。極限状態での患者家族とは、通常では考えられない言動をするものです。あの時の家族の言うことなど、「絶対、本心ではない」ということを重々御承知されて、これからも「生かすこと」に御努力をお願い申します。（『剛亮の残したもの』一七七ページ）

また、次のようにも述べておられます。

こちらも死んだんです。腎臓が悪くて生きられないのなら、そちらもどうぞ死んで下さい。人の命をもらって自分だけ生きようなんて、あまりに虫が良過ぎます。（同書、一七五ページ）

最近では、臓器移植とは一種の食人（カニバリズム）である、という指摘が見られるようになってきました（たとえば、『脳死・臓器移植・がん告知』一六〇ページ以降、初出『メディカル・ヒューマニティ』六号一九八七・四。鷲田小彌太『脳死論』三一書房、一九八八・七、一九五ページ以降）。食人とは、人間の肉体を食べることで、人類最大のタブーとされています。しかし確かに、他人の臓器を自分の身体の中に移植するのは、それを口から食べないだけで、実質上は一種の食人だと言うこともできそうです。そして、わりと多くの人の頭の中で、臓器移植のイメージは、じつは食人のイメージと重なり合っているのではないかと思います。ただそれは、はっきりと分かる形でわれわれの意識に上ったり、表現されたりしないだけではないでしょうか。というのも、臓器移植に対する一見理由のない反発や気持ち悪さなどは、じつは、われわれがその底に食人の影を感じとっているからではないか、と私は感じるからです。食人という点から見ると、生きている人からの臓器移植と、脳死の人からの臓器移植とは、若干ニュアンスが違ってきます。生きている人からの臓器移植の場合、臓器提供者はそのほとんどが血縁者であり、この意味で生きている肉親の肉の一部をもらって食べていることになります。ところが、脳死の人の場合、臓器提供者は見知らぬ人であり、どこの誰とも分からない人の肉を食べることになります。さらに、提供者を「死体」とみなす人にとっては、これは明らかに屍肉食いです。このようなニュアンスの差が、脳死の人からの臓器移植に、とりわけ大きな皮膚感覚的嫌悪感のようなものを与えているのではないでしょうか。したがって、もし私たちが臓器移植に対して本当に嫌悪感を持っているのなら、その嫌悪感の意味について今後慎重に検討する必要があります。

根深い医師・病院への不信感

さて、現状で脳死の人からの臓器移植に慎重にならざるをえない最大の理由は、「臓器移植以前の倫理問題」にかたがついていないからです。それは、医師と患者・家族との間の信頼関係の確立という問題です。この倫理問題が解決しないかぎり、脳死の人からの臓器移植を本格的に実施するわけにはいきません。

この点について考えてみましょう。

医師や病院に対して、自分の経験に基づいた根深い不信感を抱いている人は数多くいます。たとえば、新聞の投書欄にも次のような投書がでます。

骨折で、わずかだが初めて入院生活を送った。いろいろ考える中で、とりわけ強く感じたのが、医師の人間性についてである。

毎日、定時刻に回診の医師や、看護婦。患部のみを、言葉少なく事務的にみていく医師。これは以前の経験だが、大学病院の若い眼科の医師が、反応の遅いお年寄りに「右！　右はこっち！」とペンライトをパンパンたたいていた。付き添いの方はどんな気持ちだろうと察すると憤りを感じた。（公務員・女性・二五歳、「朝日新聞」一九八七・一〇・二五、朝刊、声欄）

このような医師の姿勢が、臓器移植の場面でも同じように繰り返されるのではないか、という不安は大きいと思います。

脳死判定と臓器移植は、大病院で行なわれます。そういう大病院の外来診療では、例外なく、医師が患者の話をよく聞いてくれません。聞いてくれているような様子はしていても、短い問診でさっと切り上げられるので、本当に自分の訴えたいことが通じたのだろうかと不安になります。また、自分の後ろにいっぱい人が待っているのを知っているので、しつこく食い下がる気にもなりません。

二度目の診察のときに「やっぱり痛いのですけど」と訴えても、「本当に痛いのですか？　気のせいじゃないですか？」などと答えて、訴えに耳を貸さない医師もいます。自分の考えを言うと、バカにしたような表情をしたり、突然冷たくあしらわれたりすることもあります。

患者の訴えを医師が親身になって聞かないといった、些細なことの積み重ねが、医師への不信感を生み出してゆきます。

逆に、医師が治療について患者に分かりやすく説明するという雰囲気も希薄です。患者は簡単な診療のあと、袋いっぱいの薬を処方されます。これらの薬は何に効くのか、薬でどういう治療をしたいのかについて、ほとんどの医師は何の説明もしません。患者がそれを知りたがっていることは、たとえば医師からもらった薬の内容が分かる本がベストセラーになるのを見ても容易に分かります。

このように、大病院の医療では、患者から医師へ、そして医師から患者へという情報の交流とコミュニケーションがたいへん悪くなっています。医師と患者の間には見えない壁があるのです。

薬の内容が知りたいんだったら聞けばいいじゃないか、と医師の方は言われるかもしれません。

しかしそれは事実上無理です。なぜなら、医師と患者の関係は、患者が率直にものが言えるような、対等の関係ではないからです。普通の患者にとって医師はあくまで「お医者さま」です。「お医者さまに病気を診ていただく」のです。

患者が医師に対して正面から文句を言わず、従順な態度をとるのは、ここで波風を立てて医師の反感をかったり、医師に見離されたらどうしようかといった、ばくぜんとした不安を感じているからだと思います。重病の場合は、医師が自分の（自分の家族の）いのちを握っているのですから、なおさらです。まあ、患者の方も完全に従順なわけではなく、表面上はにこにこしながら、疑いをもったらあっさり病院を変えてしまったりします。しかし、脳死になった場合や腎臓病患者の場合は、患者・家族の一存で病院を変えることなどありえません。これは重要な点です。脳死と臓器移植の場合、結局はかかった病院の医師と最後までつき合わなければなりません。医師の反感をかったりすると致命的です。患者・家族はなおさら慎重に従順にならざるをえません。こうやって、脳死の現場ではますます医師と家族との率直な情報の交流が難しくなってゆきます。

インフォームド・コンセントの精神

医師への不信のもう一つの面は、研究のための実験台にされるのではないかという不安です。大学病院などの最先端の医療をほどこしている場所では、治療と、開発中の医療技術の実験・研究が、いつも同居しています。治療しながらさまざまなデータを取ったり、実験段階の治療法を試してみたりするわけです。現代医療は、こうした人体実験とともに発展してきました。薬の開発や新しい手術法の開発は、人体実験抜きには考えられません。

人体実験を否定すれば現代医療は成り立たなくなります。ただ、ナチスの人体実験の教訓から、人体実験をする際のルールが国際的に提唱されてきました。それは、インフォームド・コンセントのルールです。インフォームド・コンセントとは、たとえば人体実験や治療を行なうときに、あらかじめ被験者や患者に、実験や治療に関する充分で適切な情報を提供し、被験者や患者がそれに自分の意思で同意を与えた場合に限って、医師はそれを行なってよいというルールです。一九六四年のヘルシンキの世界医師会総会で採択され、一九七五年に東京で改正され、一九八三年にベニスで修正された「ヘルシンキ宣言」によって、インフォームド・コンセントの考え方は国際的に承認されました。その基本原則第九条は、次のように定められています。

九　人間に対するいかなる研究においても、被験者となる予定の者は、研究の目的、方法、期待される恩恵、研究の潜在的な危険性、そして研究に伴うかもしれない不快について、充分に情報を与えられなければならない。被験者となる予定の者はその研究への参画を自由に拒否できるということ、そして研究参画への同意をいついかなるときでも自由に撤回できるということ、これらの情報を被験者となる予定の者は知らされていなければならない。医師は、その後で、被験者が自由意思で与えたインフォームド・コンセントを、得るべきである。できれば書面が望ましい。

医療上の重要な決定を医師が勝手に行なうのではなく、患者が自分の意思で決めるのだという発想の転換が、その底には流れています。医師中心の医療から、患者中心の医療への転換です。インフォームド・コンセントとは、医療のすべての処置について患者に伺いをたてろということではありません。そうではなくて、人体実験や大手術など患者のいのちに大きく関わる医療措置については、医師が自分勝手に決めるのではなく、患者自身の意思による決定を最大限に尊重しよう、という精神なのです。世界の医療の趨勢は、インフォームド・コンセントを遵守した患者中心の医療へと確実に向かいつつあると言われます。

ところが、日本の現場ではどうでしょうか。とても、インフォームド・コンセントの精神、患者中心の医療の精神が浸透しているとは思えません。日常的な診療の場面でも、患者によく説明をして同意を得るという雰囲気はきわめて希薄ですし、大病院に入院すると、患者には何も知らせないまま実験的な治療を試してみるなど少なからず行なわれています。そのような構造的な患者無視の医療が、しばしばマスコミに取り上げられています。富士見産婦人科病院の事例や、各地の精神病院、老人病院など、ときには明らかな患者の人権侵害にまで至ることもあります。

日本の大病院の雰囲気を物語るものに、「入院誓約書」があります。東大ＰＲＣ（患者の権利検討会）によりますと、入院誓約書には、次のような記載があるようです。

入院誓約書

このたび貴院に入院するにあたり、入院後は、諸規則、指示はもちろん、下記のことを厳守し貴院に迷惑をかけないことを、保証人と連署のうえ、誓約します。

記

1　診療については、異議を申しません。
2　入院料その他諸料金は、指示どおり指定日までに支払います。

年　月　日

県立中央病院長　殿

（東大PRC企画委員会編『脳死』一五三ページ）

この誓約文の中にある「診療については、異議を申しません」という文章は、いままで述べてきたインフォームド・コンセントの精神とは、真っ向から対立するものです。東大PRCによると、この種の入院誓約書はほとんどの病院にあるそうです。このような誓約書を書かせる病院で、インフォームド・コンセントが実施され、患者中心の医療が行なわれているとは、そう簡単には信じられません。

インフォームド・コンセントは、人体実験を行なうときの最低限の必要条件として、議論され、承認されてきました。現在では、人体実験の場面だけではなく、通常の医療を行なう際の必要条件として、インフォームド・コンセントが世界的に要求されるようになっています。これは、世界の医療が、医師中心の医療から患者中心の医療へと流れを大きく変えてきたことと呼応しています。これからの医療は、たとえ通常の医療の場合でも、患者にこれから行なう治療の内容と結果等について分かりやすく伝え、患者の同意が得られてからその治療を行なうという、インフォームド・コンセントの精神をつらぬくことが強く要請されるのです。

しかし、現在の日本では大きな障害があります。それは、最初に述べたように、医師と患者の関係が対等になっていないことです。この体質を改善しないままインフォームド・コンセントの形式だけを導入しても、何の意味もありません。というのも、患者の立場が依然として弱いままであれば、患者は「自分の自由意思に基づく同意」なんて、お医者さまに向かって与えることができるはずがありません。多くの患者は、お医者さまの顔色をうかがいながら、お医者さまの反感を買わない答えをしか口にできないでしょう。

余談になりますが、インフォームド・コンセントということばは、短く「納得同意」と訳されることがありました（たとえば、H・ブロディ『医の倫理』舘野之男・榎本勝之訳、東京大学出版会、一九八五・四。水谷弘『脳死と生命』草思社、一九八八・八、五〇ページ、など）。これは明らかな誤訳です。というのも、インフォームド・コンセントとは、「インフォームド＝医師が患者に充分な情報を与える」という医師の側の心得と、「コンセント＝患者が自由意思によって同意を与える」という患者の側の心得が、セットになった概念です。ところが、「納得同意」という訳語では、医師の側の心得がどこかへ消えてしまい、「納得」するのも「同意」するのも患者の側だけに課せられた義務であるかのような印象を与えてしまいます。これは単なる誤訳ですまされる問題ではありません。もし「納得同意」ということばが定着しますと、医療の場面で、患者に情報を与える医師の側の責務についてはまったく不問に付され、医師が天下り的にくだしたことばに患者が「納得」し、「同意」するかどうかという点だけが問題にされる風潮を生み出しかねないからです。これでは、患者中心の医療の根本であるインフォームド・コンセントの精神とはかけ離れたものとなってしまいます。インフォームド・コンセントをなにげなく「納得同意」と訳した、その背後にある医師の世界観や医療現場の雰囲気が気になります。日本語にするなら、「情報提供後の同意」の方がまだましでしょう。

患者の権利の保証

さて、インフォームド・コンセントを実施するということは、医療における「患者の権利」を認めることにつながります。患者は、自分の希望に反する医療を受けない権利や、プライヴァシーの守秘を求める権利、充分な医療と看護を受ける権利などを保証されるべきです。アメリカでは、アメリカ病院協会が一九七二年に、これらの患者の権利を明文化した「患者の権利章典」を発表しています。日本でもこれにならって、インフォームド・コンセントの権利をふくむ「患者の権利章典」を影響力ある団体が採択し、医療者と患者の双方にその精神が充分に浸透すれば、病院での人権侵害の数も減り、医師と患者の関係も対等なものに近くなることでしょう。

そして医師と患者の関係を変えてゆくためには、どうしても学生のころからの医学教育を変えてゆく必要があります。いまの医学教育は完全な医学知識偏重教育です。これでは、実際に医師になったときに、患者をひとりの人間として遇することのできない医師が増えて当たり前です。どうしても、医学教育の段階で、医師と患者のあるべき関係や、医療倫理の基本について学習する機会を作らなければなりません。医師国家試験には、医学・医療総論の一部として、医療倫理の初歩が組み込まれることになりました。しかし、医師国家試験対策参考書などを見ると、ほんの数ページおざなりに触れているていどです。これではだめです。大学医学部自身が本腰でこの問題に取り組まないかぎり、医学教育は変わりません。

信頼される病院作りを

さて、残念ながら現時点では、医師と患者・家族との信頼関係は成立していません。このことが、脳死の人からの臓器移植という医療を実施する際の大きな障害となっているのです。臓器移植に反対する人の中には、現状では反対だという意見の人がかなりいます。これは、医師と患者の関係が対等になり、インフォームド・コンセントが実施され、意思に反した人体実験の恐れがなくなって、医師と患者・家族との信頼関係が成立するまでは、臓器移植には反対だという考え方であると思います。では、現状のままで臓器移植を実施したときには、いったいどのような問題が生じる恐れがあるのでしょうか。

まず、家族による脳死の人の看護が無視される可能性があります。家族が臓器移植に同意した瞬間から、家族をシャットアウトした臓器移植用の治療に切り替わり、家族が再びＩＣＵの外に追いやられる恐れがあります。臓器移植のための脳死の人の管理が開始されると、いま何のためにどういう治療と看護を行なっているのかという情報が、家族にはまったく入らなくなり、たとえ家族が患者の管理について希望を述べたとしても、まったく聞き入れてもらえないかもしれません。通常の治療の際でも、医師は患者にこれからの治療の内容や薬の内容についてほとんど説明しない場合が多いのですから、臓器移植の場合でも、いったん移植の同意がとれてしまえば、その後家族には何の説明もないことは充分に予想できます。家族の意思と反するような事態が起きたとしても、現在の病院の雰囲気では、家族がお医者さまにたてつくことはとうてい不可能であるかもしれません。

臓器移植の家族への申し入れにしても、それが本当に家族の自由意思を尊重するようなものになるかどうか疑問が残ります。たとえば大学病院での人体実験への同意などは、なかば心理的強制によってなされることもあります。それと同じように、家族に対して心理的な圧迫を与えて同意をとりつけようとする医師が現われるかもしれません。たとえ医師自身はとくに自覚していなくても、家族側には充分心理的圧迫が感じられることもあるでしょう。これは、子供がお父さんのなにげないことばの中に感じてしまう、無言の強制力のようなものです。このような強制力が働く原因は、やはり医師と患者・家族の関係が対等なものになっていないところにあるのです。

あるいは、移植医が新しい移植法を試したくてうずうずしているとか、病院の医師グループが、日本で初めての医療を成功させた例として有名になりたいといった功名心に駆られている場合、患者の事前の意思や家族の同意への考慮がいちじるしくずさんになったり、その結果、患者の脳死判定が意図的に早められたり、ひどいときには脳死判定以前から臓器移植用の治療に切り替えられたりする恐れも考えられます。

また、何か問題がおきたときに、病院の中で医師が互いにかばいあい、密室の中でうやむやにされてしまう危険もあります。これは、いままでの多くの医事訴訟を通して見られた光景です。たとえばカルテやX線写真を非公開にして外に見せない体質にも、その閉鎖性はあらわれています。

医療の閉鎖性と、それに無自覚な医師の姿を表わす、次のような実例があります。中島みちは「脳死」を「見えない死」だと言いました。ある会合でこのことが話題となったとき、ある医師は、脳内断層撮影装置などの技術進歩によって、いまや脳死は「見える死」になりつつある、と反論しました。このような意見が出てくるところを見ると、この医師はどうやら脳死問題の本質をまったく理解していないようです。というのも、「見えない死」とは、脳の中身が見えないと言っているわけではなく、たとえばＩＣＵの密室性、脳死判定の分かりにくさ、病院の中の意思決定システムの閉鎖性など、脳死を取り巻く医療の姿そのものが閉鎖的であり、外の市民からはよく「見えない」ということなのです。それなのに、断層撮影装置を使えば脳の中身は見えるので、脳死はいまや見える死となったなどと言う医師は、中島の問題提起を受け止めることさえしなかったとしか言いようがありません。

いまの大病院と医師の姿を見ているかぎり、現状で臓器移植が開始されれば、以上に述べたような事態が生じてもなんら不思議はありません。

私も現状では慎重な態度をとる者のひとりです。誤解のないようにつけ加えておきますが、私は臓器移植でしか助からない方のいのちが、脳死の人からの心臓・肝臓移植によって助かるとすれば、そのこと自体は否定すべきことではないと思っています。ただしそのことと、今すぐに全面的に臓器移植を開始することとは別の問題だと考えます。

脳死の人からの臓器移植を行なうのであれば、その最低限の条件として、(1)家族による脳死の人の看取りを援助する態勢が整ったあとで、(2)誰が見ても、医師と患者・家族との関係が対等に近く、インフォームド・コンセントが貫徹され、意思に反した人体実験の恐れがなく、かついろいろな点で閉鎖性の少ない病院で、実施すべきであると考えます。

このような場所は、現在の日本ではほとんど存在しないでしょう。だから、臓器移植を推進される医療者や医療行政担当者は、できるだけ早く、これら臓器移植以前の倫理問題、すなわち医師と患者・家族との信頼関係が確立するような医療現場作りに励まなければならないのです。

しかし、心臓・肝臓移植を望みながら死んでゆく人々のことは深刻に受け止めなければなりません。そこで、右にあげた条件をすべて満たすようなＩＣＵを早急に作り、その病院を、脳死の人を心臓・肝臓移植のためのドナーとして送り出してよいモデル病院として認定することが考えられます。そしてこの数少ないモデル病院と、心臓・肝臓移植手術をするもう一つの指定病院との間でのみ、移植を認めるようにするのが現実的なのではないでしょうか。このモデル病院では、患者中心の医療と生命倫理の思想が貫徹していることが前提条件となります。

以上述べてきた脳死の人からの臓器移植とは、さらに広い視野から見れば、脳死の人の身体の「利用法」のひとつであるといえます。脳死の人の身体は、臓器移植のほかにもさまざまな用途に「利用」可能です。そしてそこでは、さらに深刻な倫理問題が生じます。臓器移植の倫理問題の多くは、これら脳死身体の各種利用の倫理問題の中に吸収されるのです。

第４章　脳死身体の各種利用とは何か

脳死身体の「利用」の現実性

脳死の人からの臓器移植とは、脳死の人を臓器移植のために「利用」することです。技術的には、臓器移植のほかにも、脳死の人をさまざまな用途に利用することができます。これを「脳死身体の各種利用」と呼びます。

ここで言う「脳死身体」とは、脳死の人の身体のことです。臓器だけではなく、脳死の人の身体そのものが利用できるという点を強調するために、あえてこの章では「脳死身体」ということばを使いたいと思います。

よくよく考えてみれば、脳死身体（脳死の人の身体）からの臓器移植が有効なのは、脳死身体の中では臓器がまだ「生きて」おり、移植に充分使えるほど「新鮮に」保たれているからです。ということは、その新鮮に保たれている脳死身体全体を使って、普通の人に対しては許されないいろいろなことを試みることも技術的にはできるわけです。

この脳死身体の各種利用は、現在の脳死と臓器移植の議論が一段落したあとで、必ず生じてくる問題です。そして世界的に見ても、一九九〇年代の大きな生命倫理問題としてクローズアップされてくることが予想されます。

脳死身体の利用について触れた論文は一九七〇年代の初頭からありました。その中でも最もまとまった論文は、一九七四年にアメリカの医師ウィラード・ゲイリンが発表した「死者の収穫」です（Willard Gaylin, "Harvesting The Dead", 1974, in Thomas A. Shannon（ed.）, Bioethics, rev. ed., 1981）。ゲイリンはその論文の中で、現在の技術あるいは将来の技術で可能になるであろう脳死身体の利用方法を、六種類あげています。簡単に紹介しますと、

(1) 訓練……医学生や研修医が脳死身体を使って診察の実習をしたり、手術の練習をすることができる。
(2) 試験……薬の効能や毒性を、実際に脳死身体に試して調べることができる。
(3) 実験……脳死身体にたとえば、がんなどの病気を作っておいて、それを治す実験ができる。
(4) 貯蔵……血液成分や、移植のためのすべての臓器を、脳死身体の中で貯蔵しておくことができる。
(5) 収穫……血液や皮膚などは身体の中でどんどん再生されるので、毎年、木からりんごを収穫するように、脳死身体から血液や皮膚などを収穫できる。
(6) 製造……脳死身体を工場として利用し、ホルモンなどを製造できる。

ゲイリンのこの論文は、当時のアメリカで大きな反響を呼びました。ただ、この論文は、脳死身体はあれにもこれにも利用できると、その技術的な可能性を列挙しただけのものにすぎず、たとえば倫理的な議論などは全然なされていません。また一九七四年の時点では、脳死身体そのものを長期間保存しておく技術がまだ確立しておらず、この話も夢物語の域を出ませんでした。

ところが一九八〇年代に入ると、その状況は一変します。まず、大阪大学の杉本侃教授らのグループの研究によって、脳死身体にADH（抗利尿ホルモン）とエピネフリンという化学物資を与え、慎重にケアをすれば、平均二三日間も脳死身体の心臓が動き続けることが明らかになりました。五四日間、心臓が動き続けた脳死身体もありました。その後、同様の方法で、久留米では一〇一日間、筑波では一〇四日間、脳死身体を維持したケースが報道されています。

脳死身体の長期保存が可能になると、脳死身体の各種利用もぐっと現実性を増してきます。たとえば、脳死身体を二か月間安定して保存することができるようになれば、血液や移植用臓器の貯蔵庫としての利用はもう手の届くところにあります。

さらに一九八八年二月二三日、フランスで、脳死身体の人工呼吸器の酸素を笑気ガス（麻酔用）と取り替えてその様子を見るという、脳死身体への人体実験が明るみに出ました。フランスのマスコミはこれをいっせいに取り上げ、大きな社会問題を引き起こしました。この実験を行なったミヨー教授は、脳死身体への人体実験は正当であり、何ら問題はないという発言を公の場で繰り返し主張しています。

このように、一九七〇年代にゲイリンらによって示唆された脳死身体の各種利用は、一九八〇年代に入ってから一気に現実の問題になってきたのです。そして一九九〇年代には、脳死身体の各種利用のためのガイドラインや法制化が、多くの先進諸国でさかんに議論されるようになるでしょう。

技術的な可能性

先ほども述べたように、ゲイリンの論文は多くの点できわめて不備なものです。そこで、赤林朗と私は、現時点で予想されるすべての技術的可能性と倫理問題について共同研究を行ない、『中央公論』と『医学のあゆみ』にその成果を発表しました（「〝脳死〟身体の各種利用はどこまで許されるか」『中央公論』一九八八年五月号、「〝脳死身体〟の医学的応用と倫理的問題」『医学のあゆみ』一九八八年四月一六日号、第一四五巻第三号）。以下、この論文をもとにして、脳死身体の各種利用の技術的可能性について簡単に説明し、それがもたらすであろう倫理的・社会的な問題についてさらに深く突っ込んでいきたいと思います。医学的な側面をもっと正確にくわしく知りたい方は、ぜひ、『中央公論』の論文を参照してください。

脳死身体の各種利用が、現在あるいは近い将来どこまで技術的に可能になるかを次のようにまとめることができます（「技術的に可能」とは、現在すぐにでも可能なものと、現在は無理だが近い将来は可能になると予想されるものの両方をふくみます。また、技術的に可能だからといって、それをすぐにも実行してよいことにはなりません。技術的には可能でも、してはならないことはこの世にたくさんあるからです）。

医療資源としての利用

Ａ　臓器移植のドナーとして

前章で述べた脳死の人からの臓器移植も、じつは、脳死身体の各種利用のひとつなのです。脳死身体から臓器移植をするときに、先に述べたＡＤＨとエピネフリンという化学物質で脳死身体を安定させておけば、あせらずにゆっくり移植ができ、移植の成績も上がると予想されます。

Ｂ　貯蔵庫として

脳死身体を二か月以上も安定して保存できるようになれば、当面移植するあてのない臓器であっても、レシピエントが現われるまで脳死身体の中で「新鮮なまま」保存しておくことができます。移植手術のときに必要な大量の血液も、いっしょに保存出来ます。希少な血液やホルモンも貯蔵できます。

Ｃ　工場として

ゲイリンの言うように、ホルモンや抗体を製造することもできます。

医学応用のための利用

Ａ　人体実験系として

〈基礎医学〉

脳死身体を実験台として研究することによって、人間の身体の正常な働きをより正確に解明することができます。人間の身体の内部の働きのデータは、これまで動物実験からの推測によるものがほとんどでした。生きている健康な人を対象にして測定することはとてもできないデータであっても、脳死身体を使えば、血液が流れている状態で直接に測定することができます。これは、基礎医学の革命につながります。そして基礎医学の革命は、医学全体に、ひいては人類に大きな恩恵をもたらすことが予想されます。

ただし、脳死身体を利用した実験には、四つほどの制約があります（『中央公論』論文参照）。

〈臨床医学〉

人体に害を与える人体実験を、普通の人間に対して行なうことは許されませんが、脳死身体に対してならば行なうことができるかもしれません。

たとえば脳死身体に強い放射線を浴びせて、放射線障害の研究をすることができます。脳死身体にＡＩＤＳ（エイズ）を感染させて、臓器の変化を調べたり、新しいＡＩＤＳの治療法を試すことができます。また、筋ジストロフィーなどのように、動物実験では満足には代用できないような難病の人が脳死状態になった場合、それは他では得られない貴重な人体実験のモデルになります。

難しい臓器移植を初めて行なうときの練習を脳死身体であらかじめ行なっておくと、本番での危険性が少なくなります。人工心臓などの人工臓器の開発にも、脳死身体を利用できます。

ゲイリンも述べているように、新薬を人間に試す前に、脳死身体で試しておくことができます。

一般に、脳死身体を実験のために使うには、すでに動物実験が充分行なわれているものに限るべきです。

B　教育のために

ゲイリンは脳死身体を学生や研修医の実習に使うことができると述べていますが、これは何も脳死身体を使わなくても、手術現場に立ち会って経験を積むことで代用できます。よって、この利用方法はあまり意味があるとは思えません。

現行法のもとでの可能性

では、これらの脳死身体の各種利用が、日本の現行法のもとでどこまで許されるかについて考えてみましょう。

ここでは、脳死身体を利用してもよいという本人の事前の意思が（書面により）はっきりしており、家族もそれに同意している場合について考えることにします。

そのまえに、以前の見解の訂正をさせていただきます。『中央公論』の論文で、「そして日本医師会の見解が出された以上、現行法のもとでは、それらの多くは法的にも許容される可能性が強い」（二五九ページ）と書きました。その後、棚島次郎氏や波平恵美子氏の指摘によって、この箇所の記述が不適切であることが判明しました。

また、法学者の意見によりますと、現行法のもとでどの利用が合法であり、どの利用が違法であるかを、ただちに明快に判断できるわけではなく、個々の利用に即して法学者の間で細かく議論する必要があるようです。

そこで赤林朗と私は、以下に述べるようにこの箇所を訂正し、われわれ自身の意見を示したいと思います。

まず、脳死身体の診察実習や解剖実習については、日本医師会の「脳の死をもって人間の個体死と認めてよい」という見解と、「死体解剖保存法」および「医学及び歯学の教育のための献体に関する法律」によって、すでに法的に許容されていると考えます。

では、脳死身体に放射線を浴びせたり、毒を注入して抗体を製造したり、AIDSに感染させたり、人工臓器の開発のための実験台にしたりするような、脳死身体そのものに明らかに医学的な害を及ぼす利用についてはどうでしょうか。医学的に身体に害を及ぼすことを「侵襲」と呼びます。ところで刑法第一九〇条には死体損壊罪が規定されています。「死体、遺骨、遺髪又ハ棺内ニ蔵置シタル物ヲ損壊、遺棄又ハ領得シタル者ハ三年以下ノ懲役ニ処ス」。日本医師会の見解は、脳死身体を死体とみなす、というふうに解釈できますから、脳死身体に明らかに侵襲のある利用は、刑法で禁じられている死体の損壊にあたる可能性が強いと考えられます（ただし、侵襲と損壊とは完全に同一ではないと思われますので、「医学的な侵襲」と「法的な損壊」の関係についてくわしく考察することが必要でしょう）。

移植のための臓器の貯蔵庫、血液やホルモンなどの貯蔵庫、それらの製造、身体にとくに侵襲のない基礎医学実験（たとえば血液成分の分析や心電図の測定、脳の断層撮影など）、動物実験をすませた新薬の臨床医学実験などについては、現行法のもとでも許容されるものが多いと予想されます。ただし、これについては、法律の専門家による厳密な討議が必要です。

以上がわれわれの見解です。

ひとつ不思議に思われることがあるかもしれません。移植のために脳死身体から臓器を取り出すことは、明らかに脳死身体に侵襲があるのに、どうして死体損壊罪に問われない（と予想される）のでしょうか。それは、角膜と腎臓に限っていえば、「角膜及び腎臓の移植に関する法律」が存在して、死体からの角膜と腎臓の取り出しを特別に許可しているからです。解剖にしても同じことです。脳死身体の解剖は明らかに身体への侵襲があるにもかかわらず、「死体解剖保存法」および「医学及び歯学の教育のための献体に関する法律」によって、特別に許可されていると解釈できるのです。どうして、これらが特別に許可されているのかといえば、本人の事前の意思、家族の同意がある場合、解剖や移植は、広く社会と医学と人類のために貢献するからだと思われます。では、現行法のもとでは死体損壊罪にあたる可能性のある人体実験なども、将来何かの立法、たとえば「脳死身体の実験利用に関する法律」のような立法がなされて、特別に許可されることがあるでしょうか。私は充分にあると思います。この立法を肯定するにせよ、否定するにせよ、この点はしっかりと心にとどめておく必要があります。

「利用」を考察する際のチェック・ポイント

ここで、現行法のもとでの法的問題をひとまず離れ、脳死身体の各種利用という技術に対して、私たちがそもそもどのような態度を取ればよいか、もっと深く考えてゆきましょう。この種の議論をするときに、議論のかなめとなるいくつかのポイントがあります。それについて簡単に説明します。

代用可能性について

「代用可能性」とは聞き慣れないことばです。例をあげると分かりやすくなります。たとえば、医学生の初歩的な解剖実習に利用したいのならば、なにも脳死身体を使わなくとも、普通の心臓死の献体で充分間に合います。この場合、医学生の初歩的な解剖実習には、脳死身体の代わりに心臓死の献体を使うという、「代用可能性」があるわけです。

また、近い将来、人工心臓が実用化されることも予想されます。ということは、脳死身体からの心臓移植には、人工心臓という「近い将来の代用可能性」があることになります（代用可能性は、脳死身体の利用目的の設定と、密接に結びついています。この点については、『中央公論』論文を参照してください）。

脳死身体の各種利用について考えるとき、それに「代用可能性」があるかないかという点は、大事なポイントになります。

侵襲について

身体に放射線を浴びせたり、検査のために毒性のあるものを注入したりするような医療行為は、身体に侵襲のある医療です。これに対して、血液の成分を分析したり、断層撮影を行なったりするのは、身体にとくに侵襲のない医療です。

脳死身体を、不当に傷つけてはならないもの（身体）とみなすならば、脳死身体に対して侵襲のあるものと侵襲のないものとを、はっきりと区別しておくことが必要です（法的には、脳死身体の人格権や、親近者の脳死身体に対する敬虔感情などを保護法益として認めるか否か、ということになるようです）。

科学・人類への貢献について

脳死身体の各種利用が社会からの支持を得るためには、その利用が科学や医学や人類のために大きな貢献をすることが必要となります、臓器移植などは短期的で直接的な貢献をし、基礎医学的な人体実験などは長期的で間接的な貢献をすると考えられます。社会への貢献度があいまいなものは各種利用に適さないと思われます。

コストについて

脳死身体を安定した状態で維持しておくためには、第2章で述べたように莫大な費用がかかります。単に血液を貯蔵しておくだけならば、コストの面でとても引き合わないかもしれません。逆に、化学物質などの製造の場合、人工的に作るよりも、脳死身体の中で作った方がコストが劇的に下がる可能性もあります。また純粋にコストのことだけを考えるなら、ゲイリンも言うように、一つの脳死身体をなるべく多くの目的に利用し尽くした方がよいことになります。

倫理について

「脳死身体の各種利用」とは、脳死の人の身体を取り巻くさまざまな人が、脳死の人の身体を利用するときの、人と人との関わり方のことです。それが人と人との関わり方である以上、そこには倫理問題が生じます。それは、脳死の人に対して、その身体を「利用」するという態度で接するときに、人と人とがどのように関わってゆけばよいか、という問題です。

臓器移植の倫理問題も、本来はこの中に吸収されるはずです。また、脳死身体の各種利用の倫理問題を考える以前に、ＩＣＵにおける倫理問題と、臓器移植以前の倫理問題について深く検討し、何かの具体的な見通しを立てておく必要があります。そのあとで初めて、ここでの話に入るべきだと思います。

脳死身体の各種利用の社会性

脳死身体の各種利用では、脳死の人を取り巻く人間関係は、臓器移植のときよりもはるかに広くなります。たとえば、ホルモンなどを生産する場合、その生産物を治療のために適用されることになる数多くの患者の人々が、直接の当事者になるわけです。また、脳死身体を人体実験に利用する場合、人体実験によって得られた知識は医学の中に組み込まれ、将来の医学を受けるすべての人々にそのメリットは及びます。この意味で、脳死身体の各種利用の倫理問題とは、広く社会全体がその当事者になるような倫理問題であることになります。

まず最初に考えなければならないのは、脳死の人があらかじめはっきりとした意思をもっていたときにどう対応すればよいかという点です。たとえば、脳死の人が、脳死になる以前のまだ判断能力のあるときに「もし私が脳死状態になって、私の身体が医学的に利用できるときには、私は人類のために私の身体のあらゆる利用をしていただくことをはっきりと希望します」という主旨の文書を作成し、主治医にもその考えを告げていたようなケースです。

『中央公論』論文の発表後に、七一歳の婦人からお手紙をいただきました。彼女は普段から、脳死状態になった場合の臓器提供と死後の病理解剖の意思を記した文書を、尊厳死協会カードといっしょに携帯しているそうです。この論文を読んで、もし臓器や血液の貯蔵庫、希少資源の製造、人体実験などに自分の脳死身体が利用可能ならば、彼女の文書にそれらを書き加えたいと述べておられました。

先に述べたフランスのミヨー教授も、次のような「遺言」を発表しています。

以下に署名せる私は、

(1)　事故によって私が「脳死」になった場合、治療を目的とした臓器摘出、あるいは医学の知識と発展にとって有益なすべての実験のために、私の身体を優先的に役立てることを承諾致します。

(2)　私が遷延性植物状態になった場合、全体の利益となり、危険を伴わないと推定される診断上および治療上の実験を、臨床研究の専門家が私に実施することを承諾致します。

(2)は脳死のことではないので、混乱を避けるためにここでは無視しますが（とはいっても、さらに大きな問題をふくんでいることに間違いはありません）、(1)でミヨーは、自分が脳死状態になった場合、それを実験のために利用してもよいという意思を、はっきりと文書の形で表明しています。

このように、事前のはっきりとした意思があった人が脳死の人になった場合、私たちはその人の意思をどのように考え、対応してゆけばよいのでしょうか。脳死の人からの臓器移植と同じように考えれば、本人の事前の意思があり、家族もそれに反対していないときには、各種利用についても、なるべく本人の意思を尊重するような方向で対応してゆくべきだということになるかもしれません。

しかし、臓器移植の場合は、身体の中のごく一部の摘出にとどまりますが、各種利用では、脳死の人の「身体全体」が貯蔵庫になったり、実験台になったりするので、かなり事情が異なるといわねばなりません。脳死の人の「身体全体」を利用するときでもやはり、本人の事前の意思と家族の同意があればそれで充分なのでしょうか。言い換えれば、本人の意思と家族の同意さえあれば、その身体は何の目的に利用してもよいし、どんな方法で利用してもよい、ということになるのでしょうか。

たとえば、身体が冷たくなった死体に対してさえ、私たちの社会は昔から「遺体への尊敬」という礼儀作法を守り続けてきました。この「遺体への尊敬」は、単に倫理や習俗のレベルにとどまらず、先に述べた死体損壊罪のかたちで、刑法の中にも盛り込まれています。どうして私たちの社会は、遺体への尊敬ということを、こんなにも大切に守ってきたのでしょうか。それは、冷たくなった遺体は単なるモノではなく、まだ人の身体として社会的に機能しているからだと思います。たとえば遺体の身体を見たとき、私たちは故人を思い出して涙を流したり、思わず身がすくんだり、厳粛な気分になったり、鳥肌が立って気持ち悪くなったりします。これは、遺体の身体が、それを見る人に強い動揺を起こさせるほどの、ある種のエネルギーをもっているからです。このエネルギーは、遺体の身体と、それを見る人々との「間」で働きます。これは、人と人との間で働くような社会的な力を、遺体の身体がまだ保持していることを示しています。遺体は社会的な存在なのです。

もし冷たい遺体になった人の遺言に、その遺体を公衆の面前で切り刻んで動物に食べさせてくれと記されており、家族もそれに同意したとしましょう。しかし、現在の日本では、これは決して倫理的にも法的にも許されないでしょう。それは、この行為が、多くの人に大きな不快と嫌悪と痛みの感情を与え、社会の秩序をいちじるしく乱すとみなされるからです。いくら本人と家族が納得しているとしても、遺体に対してそのような行為をすれば、それは社会に大きな被害と痛みと不快感を与えることになります（ただしこれが許容される文化圏がありうることに注意しておくべきです）。本人と家族の意向だけで、遺体の扱い方が社会的に決定されるわけではないのです。

脳死の人の身体でも、まったく同じことだと思います。脳死の人の身体をどう扱うかについては、本人と家族の意思が尊重されるべきですが、本人と家族が希望したことがすべて許されるわけではありません。脳死の人の身体は、温かく血色もよい点で、冷たい遺体よりもはるかにいっそう社会的な影響力が大きい存在です。脳死の人の身体の利用は、社会の人々に、より大きくより深い影響を与えます。この影響は、冷たい遺体のときとは比べものにならないほど大きなものです。

したがって、いくら本人と家族の意思があっても、脳死身体の各種利用がすべて許されるわけではないと私は考えます。

「利用」が許されるケースとは

本人の事前の意思が不明の場合、あるいは本人の意思があるのに家族が反対の場合などは、さらに事態は込み入ってきます。しかし実際にはこのようなケースも数多く起きることでしょう。

ここで、本人の意思と家族の同意がある場合に限って、脳死身体の各種利用がどこまで許されるかについての、私個人の意見を述べておくことにします（『中央公論』の論文ではあえて自分の意見を述べませんでした。それは問題提起の仕方として正しいと考えます。ここでは逆にその問題を突き付けられた一個人として、現時点での意見を述べます）。

原則的にいえば、脳死身体の利用が許されるのは、(1)他に「代用可能性」がなく、(2)かつ身体にとくに「侵襲」がない、という二つの条件が満たされたときだけです。この二つが満たされているものについては、さらに個別に細かい点を議論することが必要です。また、安く上がるから脳死身体を使うべきだというような、コストの考慮が議論に入り込んではなりません。

まず現行法で許容されていると解釈できる「解剖」利用と「臓器移植」について考えます。脳死身体の解剖実習は、すでに述べたように、実際の手術現場への立ち会いや心臓死の死体解剖によって充分代用できます。よって、認めることはできません。脳死身体からの臓器移植は、明らかに脳死身体に侵襲があり、原則的には認められません。ただし、特例として、それが他の死にそうな人間のいのちを救ったり、他の人間の生存期間や生の質を明らかに改善する場合にのみ、やむなく認める可能性が出てきます。というのも、ここでは、ひとり（あるいは数名）の、誰が見てもかけがえのないいのちの存続が問われているからです。これが次のケースとは異なる点です。

脳死身体に放射線を浴びせたり、毒を注入して抗体を製造したり、人工臓器の開発のための実験台にしたりするような、脳死身体に明らかに侵襲のある利用は、認められません。この種の利用は、その恩恵を受けることのできる人が不特定多数です。また恩恵の実際の内容が現時点ではっきりしなかったり（この脳死身体から得られる放射線のデータが、具体的に誰の何に役立つのか）、恩恵の程度がはっきりしなかったり（そのデータで具体的に誰がどのくらい良くなるのか）します。これが臓器移植と異なる点です。このような多くの点で不確定な利用のために、脳死身体への侵襲が正当化されるとは思えません。ですが、やはり特例はありえます。ＡＩＤＳ研究やがん研究のように、得られる恩恵の内容がはっきりしていて、かつその研究の推進がきわめて重大である場合には、脳死身体での実験利用が研究を一気に進めることが確実な実験に限って、やむなく認めることになるかもしれません。特例については個々のケースごとに慎重に検討する必要があります。

移植のための臓器の貯蔵庫、血液やホルモンなどの貯蔵庫、身体にとくに侵襲のない基礎医学実験（たとえば血液成分の分析や心電図の測定、脳の断層撮影など）、動物実験をすませた新薬の臨床医学実験などについてはどうでしょうか。移植のための臓器の貯蔵に関しては、一週間以内などの短期間であれば許されると思います。長期にわたる臓器や血液やホルモンの貯蔵、そしてそれらの製造は認められません。それらの多くはコストを度外視すれば他のもので代用可能です。

基礎医学の人体実験は、すでに日本で行なわれています。先にあげた杉本侃教授らの実験がそれです。これは、脳死身体にさまざまなホルモンや化学物質を投与して、脳死状態での心臓をはじめとする諸臓器の働きを解明する実験です。その結果として、ADHとエピネフリンを与えたときに脳死身体は良好な状態を維持することが分かり、事実として最高五四日間も脳死身体の心臓を維持させました。この実験結果は英文の学会誌と邦文の医学誌に掲載されました。それが掲載されたところをみると、医学界は脳死身体のこのような実験を事実上認めていることになります。また杉本侃教授らの研究には文部省科学研究費が与えられており（第六一四八〇二六七号「脳死患者の循環動態・諸臓器機能および内分泌機能に関する研究」）、文部省もこの種の脳死身体の人体実験を事実上認めていることになります。誰も言わないのでつけ加えておきますと、杉本侃教授らはその実験を始めるときにどのような倫理的配慮を払ったのか、きわめて不明瞭です。明らかに、本人の事前の意思は確認されていません。家族にどのようなインフォームド・コンセントを行なったのか不明です。大阪大学の倫理委員会に審査を依頼したという話も聞きません。脳死身体への人体実験というまったく新しいカテゴリーの実験を試みるにあたっては、倫理的、社会的、法的な面での慎重な対応が要求されるはずです。これは科学研究費を与えた文部省も同じです。

私は、脳死身体を単に基礎医学的な実験のためだけに維持しておくのは、たとえ脳死の人の事前の了解があったとしても、許されないのではないかと思います。いくら侵襲がないとはいっても、脳死の人を脳死の人として維持しつづけるには、それ相応の理由が必要です。たとえば第2章で述べたような、「家族の死の受容のため」というような理由です。しかし「将来の不特定多数の利益のための基礎医学的な実験をするため」というだけでは、その理由に値しないのではないかと感じるのです。私がこう考えるのは、第7章で述べる「かけがえのなさ」という価値基準があるからだと思います。ただし、やはり特例はありうるかもしれません。

脳死になるかもしれない人を治療する際の副産物としてデータを得るとか、脳死の人を検査したりケアしたりする際にしっかりデータをとっておくことなどは、もちろん許されます。

動物実験をすませた新薬の人体実験も、難しい問題です。現在、新薬は、動物実験を終えたあと、病院の少数の患者や製薬会社の社員などに人体実験をして、問題がないことを確認してから認可されます。なかには人体実験の途中で問題が発見される場合もあるわけです。脳死身体を使うことができれば、現在実験台になっている人の危険がなくなります。これは裏返しの臓器移植ともいえるようなケースです。実験台になっているひとりの人の身の危険を、脳死身体が代わりに引き受けてくれるのですから。ただし、臓器移植ほど緊急性があるとも思えませんし、脳死身体の数から見て、意味のあるデータがとれるほどの数が確保できるとも思えません。したがって、基本的には許されないと考えます。

以上が大雑把な私の意見です。脳死身体の各種利用のケースは他にもたくさんあり、それぞれについてこれから個別的に議論を深めてゆかねばなりません。

ここで、将来の予想を述べておきましょう。

将来の予想

一般的に言えば、侵襲のない基礎医学実験や、臓器・血液の短期貯蔵などは、徐々になし崩し的に医療現場で実施されてゆくことでしょう。前者は現在すでに行なわれているものを拡大するかたちで（すなわち「脳死の病態解明」という名のもとに）、後者は臓器移植が軌道に乗ったときにいつのまにか実行されているでしょう。そしていずれマスコミに取り上げられて社会問題になる可能性があります。そのときは、医学界の圧力によって、国会で「脳死身体の（実験）利用に関する法律」のような特別立法がなされるかもしれません。立法は、「角膜及び腎臓の移植に関する法律」や「死体解剖保存法」や「医学及び歯学の教育のための献体に関する法律」の改正と同時になされることも考えられます。

侵襲のある人体実験も実施される可能性があります。たとえば難しい複数臓器同時移植などの練習のために、病院や大学の倫理委員会が、特例として脳死身体の利用を認めるかもしれません。AIDS研究やがん研究のための実験も認められるかもしれません。これらは、前記の立法の成立と相前後する可能性が高いと思われます。

また、外国の動向に左右されることも充分考えられます。フランスではミヨー教授の裁判が始まります。その結果を見て、フランスで、脳死身体の人体実験に関する法律が制定される可能性があります。また、医学研究最先端のアメリカで、脳死身体の各種利用が認められる可能性は充分にあります。たとえば脳死身体への侵襲を伴う人体実験がどこかの国（あるいは州）で認められたとします。その国の医学者は、脳死身体を使って次々と新しいデータを手に入れ、学会に発表します。その他の先進諸国の医学者は指をくわえてそれを見ていなければなりません。日本でも、医学者からの圧力が高まり、政治家が動き、マスコミを使ってキャンペーンを始めるでしょう。外国ではもうどんどん実験をやっているのに、どうして日本だけいつまでも禁止されているのか。このままでは日本の医学は世界に取り残されてしまう。臓器移植のときと同じかたちのキャンペーンです。

まれな病気にかかった人が脳死になった場合、この脳死身体は本当に貴重な研究対象です。どこかの病院や大学でこの種の患者がでた場合、倫理委員会によって、今回だけの特例として、侵襲を伴う人体実験もすべて許すという決定がなされるかもしれません。

このような将来の予想を冷静に視野に入れたうえで、私たちはそれらの利用を社会的にどこまで認めてゆけばよいかについて、いまここで真剣に議論するべきだと思います。

脳死身体の各種利用は、脳死と臓器移植がいちおうの決着を見たあとで、本格的に問われることになるであろう大問題です。本書を読まれた読者が、これを自分の問題として引き受けて、社会的な関心と議論を蓄積されることを願っています。

先端科学技術の社会的受容について

脳死身体の各種利用についてここ一年ほどいろいろ考え、文章を書いていくうちに、私の頭の中に、二つの問題がこびりついて離れなくなりました。

一つは、先端科学技術の社会的受容ということです。ちょっと難しいことばですが、要するに、日進月歩のスピードで進んでいる先端の科学技術を、私たちの社会の中にどのようにしてうまく迎え入れてゆけばよいかという問題です。受容といっても、それはただ迎え入れることだけを指すのではなく、「ちょっと待ってくれ」と歯止めをかけることもふくんでいます。

脳死と臓器移植、そして脳死身体の各種利用についての議論は、まさにこの先端科学技術の社会的受容の問題でもあります。人工呼吸器やＩＣＵ設備の発達で、脳死状態の人がＩＣＵの中で生み出されるようになり、その脳死の人を対象にして、臓器移植やさまざまな「利用」が技術的には可能になってきました。ここで問われているのは、脳死とそのさまざまな利用を可能にする先端科学技術を、私たちの社会が今後どうやって迎え入れてゆけばよいのか、それらのうちのどれをどのような条件のもとで社会的に承認し、それらのうちのどれを社会的に禁止するのかという問題です。

なにも脳死にかぎりません。たとえば、体外受精技術、受精卵の冷凍技術、男女産み分けの技術、人工臓器の技術なども同様です。医療の分野をはなれても、フロンガスの使用の問題、コンピュータのもたらすストレス、それに原子力発電所などの問題は、この点に深く関わっています。

先端科学技術の社会的受容の問題は、これから自然科学や医学の多くの領域において、ますます重要なものになってゆくでしょう。私たちが暮らしている先進諸国は、例外なく科学技術によって支えられた社会です。しかし、科学技術の進歩が無条件に社会に幸福をもたらすという話が信じられた時代は終わりました。原子爆弾、公害、環境破壊など、いまから思えば科学技術の社会的受容に失敗した結果、科学技術が社会に大きな不幸をもたらした例は数限りなくあります。そのうちのいくつかは、社会的に受容する際に満たすべき条件についてほとんど考慮が払われなかった疑いがありますし、また原子爆弾などはそもそも社会がその技術の応用を禁止すべきであったと思われます。

このように、これからは、社会の側が先端科学技術の応用を制御してゆくという発想が、必要となります。そしてそれを効果的に行なうための社会の仕組みの整備と、それを対象とする学問の構築が望まれます。このような発想をもった学問としては、すでにテクノロジー・アセスメントがあります。そしてそれは医療の分野にも浸透しつつあります。しかしテクノロジー・アセスメントは、数量化にこだわる点や、視野がまだ狭い点など、かなり改革の余地があります。

先端科学技術の社会的受容を議論するためには、次の二つの点を避けて通ることはできません。ひとつには、この種の議論は、技術が実際に応用される以前に行なわなければならないということです。事前の議論がどうしても必要なのです。たとえば日本で男女産み分けの議論が持ち上がったのは、慶応大学の飯塚理八教授のグループがすでに臨床応用を始めた後のことでした。議論を始めるときに、すでに実際の応用がなされているのでは、不必要な社会的混乱を招くだけではなく、その技術によって恩恵や利益を得ている者の思惑がからんで、冷静な議論がきわめて行なわれにくくなります。フランスの脳死身体の人体実験もそうです。一九七〇年代からその可能性は示唆されているのに、事前の社会的な議論を行なわなかったばかりに、ミヨー教授が先走った実験を行なってしまい、フランスの社会を大きな混乱に陥れています。

そうではなくて、先端科学技術が応用される以前に、その社会的受容の仕方について、徹底的に議論を詰めておくことが何よりも必要なのです。私が『中央公論』に脳死身体の各種利用についての問題提起を行なった第一の目的は、脳死身体の各種利用が日本で実施される前の段階で、その社会的受容についての事前の議論を呼び起こすことでした。そして、脳死身体の各種利用にかぎらず、これから次々と生じてくるであろう生命倫理問題に対して、私たちの社会が将来（肯定・否定の双方をふくめた）適切な対応のできるように、いまここで議論の経験を積んでおくことをも同時に目指したのでした。

第二の点は、この種の議論を専門家だけにまかせておくのではなく、一般市民も専門家と対等な立場で議論に加わるべきであるということです。科学技術の応用について、専門家だけが決めればよいという時代は終わりました。先端科学技術の応用は、ただちに社会の普通の人々に影響を及ぼします。つまり先端科学技術の恩恵や危険の当事者となるのは、むしろ一般市民の側なのです。たとえば脳死死体の実験利用を医学界や倫理委員会が認めたとき、その実験台になるのは、交通事故などで倒れた、われわれ一般の市民の身体です。チェルノブイリで技術者が不用意な実験をしたときに、その被害が及ぶのは、その実験には何の関係もないわれわれ一般市民のいのちです。

科学技術の恩恵や危険を受ける当事者である一般市民が、科学技術の社会的受容のための議論に加われないとすれば、それはおかしな話です。科学者は、「彼らは素人じゃないか」と言うかもしれません。しかし科学者自身も、科学技術の社会への影響やその倫理問題については、まったくの素人なわけです。この種の問題は、いろいろな意味での素人が、多方面から集まって議論すべきものだと思います。

専門家と一般市民とが対等なかたちで議論するためには、そのための仕組みをどこかに作る必要があります。現在のところ、そのような対話は、新聞の投書欄や学会の公開説明会などを通して、間接的に行なわれているだけです。学会そのものや倫理委員会などは一般市民に対しては実質的に閉じていますし、一方、市民運動の人たちも政策担当者の人たちと有益な対話を行なっているとは思えません。専門を超えた対話を実現するための場所、そしてメディアが望まれるのです。

「利用」の倫理的意味

もう一つの気になる問題は、「利用」ということです。脳死身体の各種利用の倫理問題とは、脳死の人に対して、その身体を「利用」するという態度で接するときに、人と人とがどのように関わってゆけばよいかというものでした。私は、この「ある人の身体を利用する」というところに、何か深い謎が隠されているように思うのです。

最近の生命倫理でクローズアップされてきたもう一つの「利用」があります。それは「死亡胎児の資源利用」です。

妊娠の途中でかなりの数の自然流産があります。また、人工妊娠中絶も数多く行なわれています。死体となって母親の身体の外に出た胎児は、そのまま生ゴミとして捨てられるか、処理業者の手に渡ります。ほとんどの死亡胎児はこのようにして捨てられたり、火葬にされたりするのですが（たとえば東京都の条例では、一六週以降の死亡胎児は火葬にすることが義務づけられています）、胎児をそのまま捨ててしまうのはもったいないから、どうせ捨てるのならせめて別の用途に利用しようという考え方が出てきます。

たとえば自然流産児から脳細胞を取り出して、パーキンソン病という病気にかかった成人の脳に移植する手術が、ここ一〜二年の間にいくつかの国で試みられました。また、大脳がない状態で生まれた無脳児から、心臓などの臓器を取り出して他の新生児などに移植する手術がすでに行なわれており、これからも行なわれる可能性があります（アメリカの厚生省の諮問委員会は、死亡胎児の資源利用が道徳的には許容されると結論したようです。「朝日新聞」一九八八・一〇・三、夕刊）。

胎児に対しても、脳死身体と同じようないくつかの実験を行なうことができます。たとえば、がん研究をしたり、放射線を浴びせて研究できます。胎児の細胞を培養してさまざまな医学実験の材料にすることができます。現にアメリカでは、胎児の細胞にコード番号がふられて、業者が国際的に販売をしています。これは日本でも手に入れることができます。大日本製薬が発行しているカタログによりますと、たとえば05-547 HEL-299という細胞（株細胞）は胎児の肺から取ったもので、価格は五万五千円です（大日本製薬株式会社ラボラトリープロダクツ部『総合カタログ第一一版』I—二二ページ。このカタログにはこの他に成人の人間の細胞や、動物の細胞なども多数記載されています）。

死亡胎児の細胞が公然と販売されているという点は、深く心にとどめておく必要がありそうです。細胞を売買してよいのなら、どうして臓器はだめなのか、どうして脳死身体そのものを売買して悪

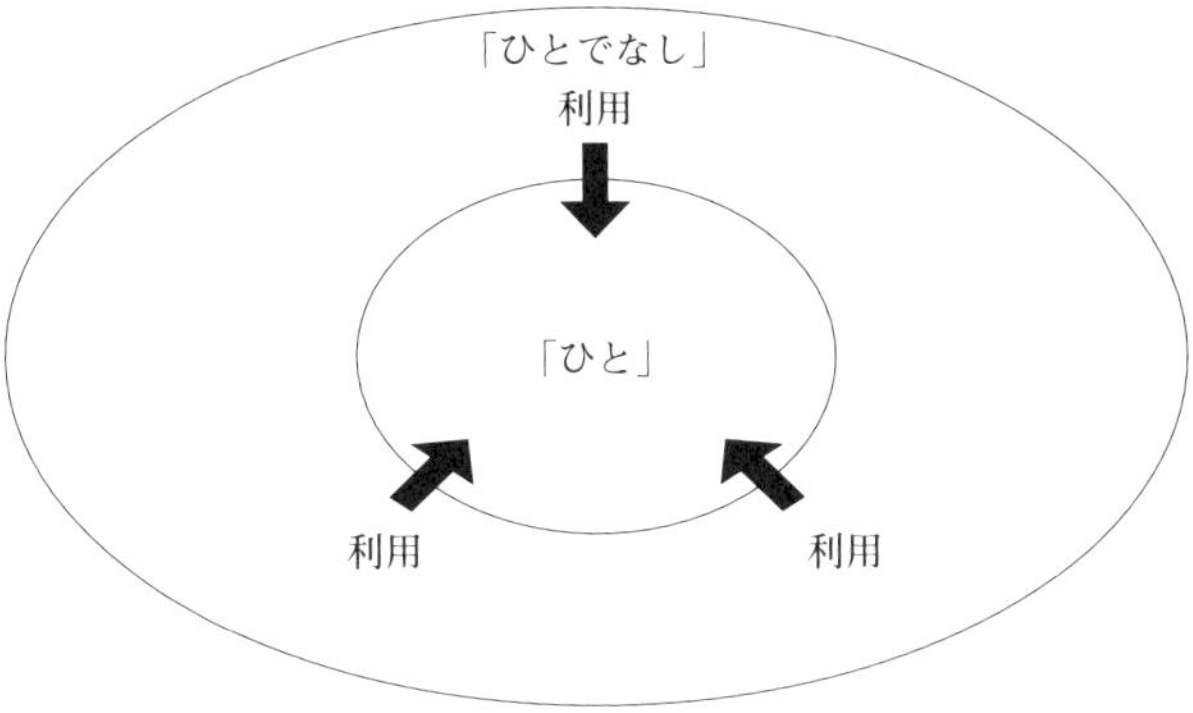

図6　人間の二つの分け方

いのか、という意見がいつかきっと出てくるだろうからです。

これら現在進行形の「死亡胎児の資源利用」は、その構造が、脳死身体の各種利用ときわめてよく似ています。脳死身体の各種利用とは、脳死状態になってしまった人の身体を、私たちの共同体のために利用することです。胎児の資源利用とは、私たちの共同体に入る前に死んでしまった死体の身体を、私たちの共同体のために利用することです。

ここで、次のように考えてみてください。精子と卵子が結合して受精卵になった瞬間から人間は始まり、心臓が停止して身体中の血液と体液の循環が止まり身体のすべての細胞が死滅した時点で、人間は終わると仮定します。これが「人間」の当面の定義です。ところがこの人間をさらに二種類に分けることができます。仮に名前をつけるなら、それは、「ひと」と「ひとでなし」の二種類です。「ひと」の中には、たとえばこの本を読んでいるあなたや私、社会生活ができてことばが通じる人間、普通の子供や赤ちゃんなどが入るでしょう。これに対して「ひとでなし」の中には、脳死の人や、死んで母体外に出た胎児などがふくまれるのだと思います。無脳症の新生児もこの中に入るのかもしれません（「ひとでなし」とは不穏当なことばですが、他に適当なことばを思いつかなかったので、ご容赦ください。私は本書で、「人間」「人」「ひと」などのことばを使ってきました。本書の性格上、それらのことばの厳密な定義をしませんでした。大雑把に区別を言えば、「人間」とは生物学的な線引きをしたとき、「人」とは物・モノに対置するとき、「ひと」とはこれから述べる利用の視点から見たとき、にそれぞれ用いたつもりです。本書では使いませんが、生物学的な定義としての「ヒト」、人称的な区別をするときの「私」「他者」などもあります）。

このように、人間を「ひと」と「ひとでなし」の二種類に分けたとします。このときここで問題にしている「利用」とは、まさに「ひと」が「ひとでなし」の身体を利用することを意味しています。たとえば脳死身体の各種利用とは、私たち「ひと」が、脳死の人という「ひとでなし」の身体を、臓器移植のドナーや実験台として利用することにほかなりません。胎児の資源利用とは、私たち「ひと」が、流産胎児あるいは中絶胎児という「ひとでなし」の身体を、臓器移植のドナーや研究用の細胞の供給源として利用することにほかなりません。

この「利用」の構造は、いったい何でしょうか。

まずそれは、一方的な利用です。私たちが脳死の人の身体を利用することはあっても、逆に脳死の人が私たちの身体を利用することはありません。利益や恩恵を得るのは私たちの方に限られ、脳死の人の方は何の利益も得られません。別の見方をすれば、これは「ひと」の幸福という目的のために、「ひとでなし」を手段として使用することになります。

ひとことで言えば、人間を、「ひと」と「ひとでなし」の二種類に分け、「ひとでなし」は「ひと」のために利用されてもよいという発想が私たちの中にあるからこそ、私たちは脳死身体や流産・中絶胎児をさまざまなかたちで利用しようとするのではないでしょうか。

現代文明、現代社会についての反省

この二分法の発想は、ほかにもいろいろなところに姿を現わします。たとえば植物状態の人や痴呆性老人や重度心身障害者などは、「ひと」と「ひとでなし」のどちらに入るのでしょうか。私たちは老人や障害者の施設を、どうして私たちの普段の生活圏の外に隔離するようなかたちで作るのでしょうか。これは、私たちに少なくとも迷惑だけはかけるなという、裏返しのかたちの利用といえはしないでしょうか。

人間以外にも視野を広げてみましょう。たとえば私たちが家畜を大規模に飼っているのはなぜでしょうか。家畜は当然「ひとでなし」です。「ひとでなし」は「ひと」を飢餓から救うために、あるいはまた「ひと」の食欲を満たすために利用してしかるべきだという発想に裏づけられて、今日の肉食文化があるのではないでしょうか。家畜の飼育においては、家畜は完全に「ひと」の食欲を満たすための手段にすぎません。家畜は殺されて「ひと」に食べられるためだけに、生存させられます。私たちの豊かな食生活は、家畜の存在と、それを可能にした前述の発想に裏づけられているのです。

振り返ってみれば、現代文明の自然支配と呼ばれるものも、じつはこの発想に基づいているのではないかと思われます、自然世界全体を「ひとでなし」の世界とみなし、私たち「ひと」がそれを自分たちのために利用してよい、というのがその考え方だろうからです。この発想に基づいて、私たちは化石燃料を掘り尽くし、森林を開発し尽くし、幾種類もの生物を絶滅させ、多くの化学物質や廃棄物で自然環境を破壊しました。

国と国との関係にも、その影を見出すことができます。たとえばヨーロッパの世界支配とは、非ヨーロッパ世界を「ひとでなし」とみなして利用した歴史とみなすことも不可能ではありません。現在の日本によるアジア地域の経済支配にも同じような影を見出せます。

また、多くの文化圏で見られた奴隷制度などは、まさに人間のうちのある集団だけを「ひとでなし」とみなして、のこりの「ひと」がそれを利用するという発想そのものです（こうやって考えてみると、「ひとでなし」の中には、人間である「ひとでなし」や、自然物である「ひとでなし」など、さまざまな種類の「ひとでなし」がふくまれることになります。そこには、単に二分法だけでは完全にとらえきれない複雑な構造があることが、お分かりいただけるでしょう）。

このように考えてくると、「ひと」と「ひとでなし」を区別する発想、あるいはその類似物が、いかに根深いものであるかに気づきます。これは、単に医療倫理の問題なのではなくて、じつは私たちのどっぷりと漬かっている文明の問題だと思います。脳死の問題を追求してゆくうちに、われわれはとうとう文明の問題にまで行き着いてしまったのです。私たちの文明は、ある意味でこのような発想に支えられて今日のような形に発展してきたのでしょう。そしていま、脳死身体や胎児をめぐって、この文明の深層が、再び表に姿を現わしたのではないでしょうか。

現代の科学技術は、現代文明が産み出したものです。その科学技術は、脳死身体や母体外の死亡胎児を、利用しよう利用しようという方向へ流れてゆきます。利用できるものはすべて利用し、可能なものはすべて実際に実施してしまうのが、現代科学技術の本性です。それは、現代文明の深層である前述の発想のうえに、科学技術が成立しているからだと思います。ある種のものに対して、それを利用するという態度でまず第一に接してしまう私たちの傾向性こそ、現代の科学技術を深いところで支えてきた、深層の倫理だと思います。

それゆえ、脳死身体の各種利用は「どこまで許されるか」と問うことは、じつは現代文明の深層、そのものの妥当性を問うことになるのです。その問いについて考える一つの手がかりは、脳死身体や母体外の死亡胎児を利用することで成立する社会とはどのような社会なのかについて、イメージを膨らませ、それが本当に住みよい社会であるのか、多くの人が幸福になれる社会なのかと自問してみることでしょう。そして同時に、そのような社会では、私たちは自然に対してどういう態度をとり、私たちの子供たちがどういう生命観をもつようになるのかを考えてみることです。そうやって、ひとりひとりの人が、自分たちのはまり込んでいる文明について深く考え始め、地味な議論が蓄積されてゆくことではじめて、脳死身体の各種利用についても、妥当な結論が導かれるようになると思うのです。

＊

〔初校の段階で手にしたアメリカの医学誌（Annals of Internal Medicine, 15, October, 1988）に、とうとう本格的な脳死身体の臨床医学実験の論文が掲載されました（B. S. Coller et al., Inhibition of Human Platelet Function in Vivo with a Monoclonal Antibody——With Observations on the Newly Dead as Experimental Subjects）。これは、脳死になった七八歳の男性の身体に、モノクローナル抗体を注入して血液分析を繰り返し、得られたデータを吟味したものです。また同誌の論説で、J・ラ・ピューマは、最近親者と倫理委員会の承諾があり、重要性のある研究であれば、脳死身体を用いた研究は倫理的に許容できると述べています。どうやら、一九九〇年代へ向かって、先進諸国は同時並行的に、脳死身体の各種利用の方向へと邁進しているようです。〕

第5章　私の死と他者の死

「人」の死は医学的、法的側面だけに限られない

脳死は人間の死か。脳死の人は生きている人間なのか、それとも死んでいる人間なのか。この問題について多くの人が発言をしてきました。

しかしこの議論は、実際のところ、人間の死の医学的な側面と、法的な側面だけに絞られています。そしてこの二つの側面についてのコンセンサスを得ることが、この議論の最終的な目標のように思われています。

私は、このような問題の立て方そのものに疑問を感じます。それは次の理由からです。

(1) コンセンサスを獲得しやすいように、問題が初めから、医学的な側面と法的な側面だけに絞られています。

(2) そうすることによって、人間の死の他の側面が、意図的に無視される結果となっています。

他の側面とは、たとえば人間の死の宗教的な側面、哲学的な側面、社会学的な側面、人類学的な側面、そして生活上の感覚の側面などです。

(3) 医学的な側面と法的な側面を検討すれば、「脳死は人間の死か」について、大事な点は検討し終えたことになるという暗黙の雰囲気を作り出しています。

人間の死のさまざまな側面の関わり合いについては、述べたいことがたくさんあります。ここではまず、「人間の死」を扱い始めると、いくら医学的な側面だけに話を限定したとしても、結局はその枠からはみ出してしまうということをお見せしましょう（その他の点、たとえば科学的な定義と哲学的な定義の混同などについては『生命学への招待』第八章「脳死をめぐる言説構造と倫理」で述べましたので、参照してください）。

脳死が人間の医学的な死であると述べている人たちの考え方を整理すると、いくつかのパターンに分類されます。

(1) 脳死になると人間はもう二度と回復することはないので、脳死は人間の死である。脳死とは不帰の点（ポイント・オブ・ノー・リターン）を越えたことを意味する。人間の身体は非常に精密なシステムとして働いているが、脳の中の脳幹と呼ばれる場所が壊れると人間の身体のシステムはばらばらになり、もう二度ともとへは戻らなくなる。〔脳幹死＝人間の死〕

(2) 脳が働かなくなると、人間の内的な意識（感覚・感情・痛み・思考などすべて）は消滅する。内的な意識がなくなった人は死んでいる。脳のすべての働きが壊れると、これらの意識もなくなると思われる。〔全脳死＝人間の死〕

(3)　脳が働かなくなると、人間の第一の特徴である思考力がなくなる。同時に、その人をその人たらしめていたさまざまな性格や性質も失われ、また自分の意思で自分をコントロールすることもできなくなる。このような状態は死と同じである。脳の中の大脳が働かなくなったときにこのような状態になる。〔大脳死＝人間の死〕

イギリスの医学的な脳死の規約は(1)の脳幹死＝人間の死、の考え方でなされています。日本の場合は(2)の全脳死＝人間の死、の考え方のように思われます。欧米の学者の中には(3)の大脳死＝人間の死、の考え方も根強く見られます。

これら三つの考え方の相違点は、一見医学的な立場の違いのように見えますが、よく見るとそうではなくて、じつはその背後にひそむ「哲学」の違いだということが分かります。

たとえば(1)の考え方は、システムの全体性（統合性）が壊れてもうもとに返らなくなったことが確定した時点で、そのシステムは死んだことにしようという発想です。これは難しいことばで言えば、システム論的な発想です。この発想の裏には、「人間の生と死」は人間の身体の生理学的なシステムの状態によって決めることができるという哲学があります。すなわち、人間の身体の生理学的なシステムの状態について医学は記述し、語ります。そしてその背後にある哲学が、そのシステムの状態と人間の生死を重ね合わせるのです。

(2)の考え方は、(1)とは異なった二つの哲学をもっています。一つは、脳全体の働きが止まったとき、内的な意識は消滅するという哲学です。医学は、この点については何も語ることはできません。医学が語ることのできるのは、外から観察された外的な意識レベルだけです。内的な意識の消滅という点に注目してすぐれた脳死論を書いた立花隆も、なぜ脳全体の働きが止まったとき内的な意識が消滅するといえるのかについては、説明らしい説明を行なっていません。これは、立花隆自身もこの哲学を暗黙の前提にしているからだと思います。もう一つの哲学は、内的な意識が消滅することが人間の死であるというものです。これなどは完全に生と死の哲学の領域に入るものです。医学は当然これについて何も語ることができません。

(3)の考え方は、思考力がなくなり自分の意思で自分をコントロールできなくなったとき人間は死ぬというものです。この考え方の背後には、人間の生を特徴づけているのは自由意思と思考力であるという哲学があります。それがなくなったら屍も同然というわけです。

このように、人間の死の医学的な側面に関する立場の違いのいくつかは、じつはそれらの立場の背後にある哲学の違いであることがわかります。すなわち、人間の死について医学の枠内だけで議論を進めることは、そもそもできないような構造になっているのです。いくら医学的な側面だけに限定するようなかたちで議論を進めても、そこにはさまざまな哲学が裏口からこっそり入り込んでしまうのです。

人間の死を論じるときに、いくら特別の枠を設けても、議論は必然的にその枠の外へとはみ出してしまいます。それは、「人間の死」というものが本当の意味で包括的であり、決して一つの側面からだけでは語りつくせないことを示しています。したがって、何かのコンセンサスを得ることが最終目的であるのなら、議論をむりやり人間の死の医学的な側面と法的な側面にだけ限っておく必要が出てきます。もし人間の死の哲学的な側面や宗教的な側面にまで足を踏み込んでしまったら、二度とコンセンサスは得られないからです。

このような下心のある議論に参加するのは、たいへんむなしいものです。そこでは、そもそも「人間の死」とは何かという点が深く問われないままに議論が進められるからです。この章では、私は少し極端な意見を述べてみたいと思います。それは、脳死が人間の死かどうかという問いは、法的な場面以外ではそもそも意味をもたないという考え方です。

これを分かりやすく説明してみましょう。

「私」と「親しい他者」と「見知らぬ他者」の死

木原記念財団の研究員をしていたときに、脳死について、記述式の簡単なアンケートを試みたことがあります。その回答の中に、「私の場合は脳死でよいが、家族の場合は心臓が止まるまで死と認めたくない」という主旨のものが、けっこう目につきました。これと同じような意見はほかの書物にも見られます。
「反対ではないのですが、私の脳死に反対する非常に感覚的な気持ちのほうを説明させていただくと、私自身が死ぬときに脳死を判定してもらうのはけっこうです。ただ、家族についてということになると、迷います。」（高坂正堯。『続々　脳死と心臓死の間で』二九六ページ）
「脳死の状態はもう人間ではないと、自分のときには要求しようと思います。この自分のときには、というのが大切です。自分の論理と他人の論理とははっきり違います。それを認めてい

ただかなければなりません。」（曾野綾子。同前二九九〜三〇〇ページ）

私の場合と他者の場合とでは、事態が異なってくる。これが重要な点です。脳死が人間の死であるかどうかなどという大雑把な問いかけは、本当は意味をもたないはずです。私たちは、「脳死は私の死であるかどうか」という問いと、「脳死は他者の死であるかどうか」という問いを、それぞれ別個に問いかけるべきなのです。そのように問いかけられてはじめて、私たちはこの二つの問いの微妙な違いに気づき、それぞれに対してより正確に答えることができます。アンケート調査などを行なう際にも、この二つをしっかり区別しなければならないと思います。

私の死と、他者の死は、別物です。この二つをはっきりと区別せずに、「人間の死」というあいまいなことばを使って脳死の議論を続けてきたおかげで、多くの混乱が生じました。ここで、この二つをはっきりと区別したうえで私の考え方を述べてみたいと思います。

まず私の死の場合。「脳死が私の死であるかどうか」のポイントになるのは、私の意識の存在です。私の意識が消滅したとき私は死ぬ、と考える人は多いと思います。したがって、脳死の判定が確実になされたときに、私の（内的な）意識が消滅するという哲学を信じることができる人は、「脳死が私の死である」という立場を取ることが多いでしょう。

次に、「脳死が他者の死かどうか」のポイントになるのは、他者の内的な意識の存在ではありません。他者の内的な意識の存在を直接確認するのは不可能です。私は他者の内的な意識の存在を、他者の身体の様子や、脳の断層撮影の映像や、さまざまな反射の具合いから憶測しているだけです。他者の死の場合にポイントになるのは、むしろ、他者が私にどのようにあらわれているかという点です。脳死になった他者と、それを見つめる私との、人と人との関わり方がポイントになるのです。となると、脳死になった他者と私との人間関係がとくに重要になってきます。脳死になった他者が私の家族であった場合と、見知らぬ人であった場合とでは、その他者の私に対するあらわれ方も異なります。したがって、他者を、「親しい他者」と「見知らぬ他者」とに分けて考える必要がでてきます。

「脳死が親しい他者の死かどうか」のポイントとなるのは、私と他者の間に積み重ねられてきた人間関係の歴史です。たとえばずっと生活を共にしてきた家族が脳死の人になったとき、私はその家族を、いままでともにしてきた人生の歴史や、さまざまな想い出と切り離して眺めることはできません。逆に言えば、脳死となった家族は、私に対して、いままでの人生の歴史や想い出とともにあらわれてくるのです。この意味で、親しい他者の場合、人生の歴史や想い出は脳死の人という存在の一部なのです。それらは決して脳死の人にまつわる付属品ではありません。

脳死となった親しい他者が死んだとみなされるかどうかは、その他者の死を私が受容できるかどうかにかかっています。親しい他者の死とは、本来、医学的・科学的に決まるものではなく、私の死の受容によって決まるものなのです。極端な言い方をすれば、私がその死を受容したとき親しい他者は死を迎え、私がその死を受容しないかぎり親しい他者は死を迎えないのです。

脳死になった親しい他者の死の受容の、決め手になるのは、ひとつには他者の身体の様子、もうひとつは私と他者の間の人生の歴史や想い出です。いくら死を否定したくなくても、他者の身体が傷だらけで、土色になって、もう冷たくなっていれば、私は親しい他者の死を受容せざるをえないでしょう。しかし脳死の場合は、身体の様子だけからはただちに死を受容できないことも多いと思います。脳死の人の身体がきれいで温かいとき、その他者は私に対して、人生の歴史や想い出とともにあらわれます。そして脳死状態が続くかぎり、その他者は歴史や想い出とともにそこに存在しつづけます。

脳死状態にある親しい他者の死とは、私がその他者の死を受容することです。そして脳死状態にある他者の死の受容とは、他者の一部である人生の歴史や想い出に私が別れを告げることです。別れを告げるとは、私と他者の生活の中で、新たな歴史や想い出がいままでのように積み上げられてゆくということが永遠に終わったのだと、自分自身で納得することです。その納得が成立したときに親しい他者は死ぬのです。

この考え方は、決して理性を拒否したロマンチシズムではありません。そうではなくて、これはれっきとした哲学であり、理性的思考だと思います。ただその理性の使い方が、自然科学的な理性の使い方とは若干異なっているだけのことです。

では、「脳死が見知らぬ他者の死かどうか」のポイントは何でしょうか。それは他者の身体が私にどのようにあらわれるかという点にあります。見知らぬ他者とは、たとえば私がＩＣＵの見学に行ったときに、ベッドに横たわっている脳死の人のことです。あるいは医師や看護婦にとっては、突然ＩＣＵの中へかつぎ込まれてきて脳死の人になった患者のことです。あるいは、脳死のシンポジウムで、皆が議論しているときに話題になる脳死の人のことです。このケースで鍵になるのは、自然科学的な態度をとる人にとっては、他者の身体がどのような医学的徴候を示すかという点であり、生活の感覚を重んじる人にとっては、他者の身体が私たち普通の人間の身体の様子にいかに近いものとして感じられるかという点でしょう。これらの判断をするときに重要となるのは、科学的・医学的な知識と経験に裏づけられた一種の「常識」です。現在の時点では、脳死の人に関する「常識」はまだ形成されていませんが、将来は、多くの人がこの「常識」に準拠して、脳死となった見知らぬ他者の死の判断をするようになるでしょう。

当事者にとっての死の意味

以上述べたように、脳死が人間の死であるかどうかと問うかわりに、私たちは次の三つの問いを投げかけなければなりません。

(1)脳死が私の死であるかどうか。
(2)脳死が親しい他者の死であるかどうか。
(3)脳死が見知らぬ他者の死であるかどうか。

そしてこれら三つの問いが、そもそもまったく性質の異なった問いだということを、私たちはもっと自覚する必要があります。

この三つの問いは、それぞれ脳死についての、一人称の問い、二人称の問い、三人称の問いと名づけてもよいでしょう。また別の見方をすれば、(1)と(2)は脳死についての「当事者の問い」、(3)は「傍観者の問い」と考えることもできます。

この、当事者の問いと傍観者の問いの区別は、生命倫理を考えるときに必ず出てくる問題です。たとえば人工妊娠中絶の是非にしても、単なる傍観者として生命の尊厳を説いていた人が、突然当事者になると、あっさり中絶を選んでしまったりするものです。脳死でも同じことです。脳死は科学的には死であるから人間の死とみなすと言っていた人が、実際に脳死状態のわが子に直面すると、何を考えるか分かったものではありません。当事者の立場からの問いは、傍観者の立場からの問いと同じくらい貴いのです。

日本の脳死論議は、一部の医師の主導でなされてきました。そこでは、(3)の傍観者の問いこそが脳死の本当の問いであるという暗黙の雰囲気があったように思います。その理由は、感情を入れない第三者的な立場からの対象化によってはじめて、脳死の科学的な（サイエンティフィックな）把握ができると考えられているからです。医師主導の議論で、彼らが念頭においているのは、私が脳死になる場合でもなく、私の家族が脳死になる場合でもありません。念頭にあるのは、ＩＣＵに運ばれてきた見知らぬ他者が脳死になる場合なのです。

日本の脳死論議は、科学的であろうとするあまり、一貫して傍観者の問いが主流を占めてきたといえるでしょう。

しかし、脳死が私の死であるか、あるいは他者の死であるかという場面で求められているのは、科学的な（サイエンティフィックな）思考ではありません。求められているのはむしろ哲学的な、宗教的な、そして生活に密着した思考です。そしてそれは究極的にはコンセンサスの不可能な、個人の世界観の信条にゆだねられるべきものであると私は思います。

第6章　現代医療の部分主義について

現代医療の部分主義とは

脳死問題は、現代医療のもつある特徴をくっきりと浮かび上がらせます。それは現代医療の部分主義です。

現代医学は、人間の医学的な死を、脳の働きの停止によって定義しようとします。脳が死んだときに、人間全体も死んだことになるという発想です。これは人間全体の生死を決めるときに、その一部分である脳の働きだけに注目しようという「部分主義」のあらわれです。たしかに脳という臓器は、心臓や腎臓などとは異なった、特別の重みをもつ臓器であることに間違いはありません。ただ、それにしても、人間全体の生死を決めるのに、人間の一部分でしかない脳だけに注目して定義をするというのは、やはりその背後に「部分主義」の思想を感じないわけにはいきません。

従来行なわれてきた三徴候死、すなわち心臓の停止と、呼吸の停止と、瞳孔の散大の三つのしるしを確認して死を決定するやり方も、ある意味では部分主義の思想に基づいているといえます。ただ、三つの部分を総合して判断する点と、それらが死の定義ではなく死の「徴候」とみなされている点で、脳死の場合よりも部分主義が弱いと考えられます。

ＩＣＵの中の治療にも、この部分主義は顔を出しています。たとえば昏睡状態でＩＣＵに運び込まれた患者にほどこされるのは、呼吸を保つための人工呼吸器や、代謝・循環を保つための栄養補給・輸血、脳の働きを保つための髄液排出など、人体のそれぞれの部分を治すための治療法を寄せ集めたものです。これら人体の各部分を治す治療がすべて成功したとき、人体の全体は回復するわけです。ＩＣＵの治療法とは、まず人間の身体をいくつかの部分に分けて考え、それぞれの部分を別個に治療しながら、かつ部分同士の相互関係に気を配り、人間の身体全体を治してゆこうとするものです。これは要するに、まず全体をいくつかの部分に分割し、次にその各部分を治すことによって、全体を治そうという発想です。

この発想は、なにもＩＣＵの中だけではなく、広く現代医療一般に見られます。たとえば大病院へ行ってみてください。受付のところで症状の説明をすると、機械的に、内科、外科、神経科など人体の部分別の診療科へと振り分けられます。ここでは、病気とはなによりもまず「部分の病気」であり、部分の病気を治せば問題は解決するという思想が徹底しているように見えます。では、もしどの部分に障害があるのかはっきりしない場合はどうなるでしょうか。そのとき患者は、内科から循環器科へ、そして神経科へ、そしてまた内科へとたらい回しされることもあります。「まず部分を治す」という思想が根強いからこそ、こういうたらい回しの現象が起きるのでしょう。その証拠に、原因が特定できない神経痛や、生活環境が原因で生じているらしい成人病など、部分を治療することによってはあまり治療効果が上がらない病気については、それほどの効果をあげていないように思われます。このような事実を見るにつけ、私は、現代医療とは人体の部分を治療することで人間の身体全体を治療するという治療方法のみが異様に発達した医療ではないかと考えたくなります。

現代医療の部分主義は、治療方法にだけあらわれているわけではありません。大病院の中では、臓器の部分別にさまざまな診療料が分かれており、それぞれの部門にはそれぞれの部分のみを専門とする医師が勤務しています。そしてこれらの医師は、自分の専門の部分の治療にだけ専念し、ほかの部分については口出しをせずに他の部門の医師にまかせます。部分主義の現代医療の内部では、治療法の部分化に対応して、治療スタッフの側もまた部分化しているのです。

また、中島みちのレポート「あなたは脳死に直面できるか」（『文藝春秋』一九八七年六月号）によりますと、ある病院で脳死身体からの腎臓移植をしたときに、移植医は臓器を冷却して摘出する通常の方法をとらず、健康な人から臓器を摘出するのと同じ方法で摘出したため、移植医が臓器を持って帰ったあとも脳死身体の心臓は動き続け、あわてた脳外科医は腎臓のない患者に昇圧剤の点滴をするという無意味な治療をしてしまい、家族の訴えでその治療を打ち切るというケースがありました。これは、移植医は移植のための臓器摘出のことだけを考え、脳外科医は脳死身体の管理のことだけを考えていて、お互いの意思の疎通がうまくいっていなかった証拠です。このようなことが起きたのは、やはり現代医療のシステムそのものが部分化して、移植という部分と、脳外科という部分の間に、情報が流れにくくなっているからだと思います。これは医療システムの部分化と呼んでよいでしょう。

部分主義では見えないもの

このように、部分主義は現代医療のあらゆるところに見られます。

現代医療の部分主義は、良い面と悪い面を兼ね備えています。良い面とは専門的な治療が可能になった点です。ある特定の人体の部分の専門家を養成することで、医療技術は向上し、医学知識も増えて、多くの病気のよりよい治療が可能になります。また難しい病気には、専門家がチームを組むことによって、より高度な治療をほどこすことができます。

これに対して、部分主義の悪い面は、分断された部分同士の関連性や関わり合いが、見えにくくなることです。

ものごとはすべて、それを取り巻く他のものごとと、何かの関連性や関わり合いをもっています。たとえば人間は、人間を取り巻く人間関係という関連性から離れて生きてゆくことはできません。同時に人間は、人間を取り巻く自然環境との関わり合いなしには、決して生きてゆくことはできません。人間の身体の中の臓器にしても、それは他の臓器や、身体全体のバランスとの関連性の中でのみ、働き続けることができるのです。ところが部分主義に徹すれば徹するほど、この関連性が見えにくくなってきます。

たとえば私は第1章で、「脳の中身が分かれば脳死は分かる」という世界観に疑問を投げかけました。それは、この世界観が、まさに部分主義の世界観だからです。脳の中身という部分のことが分かれば、脳死というものの全体が分かったことになるという発想は、典型的な部分主義です。ところで、脳死という本来は純粋に臨床医学的な概念であるはずのものが、今日どうしてここまで大きな社会問題になったのでしょうか。それは、脳死の人と、それを取り巻くさまざまな人々との間の関わり方をめぐって、家族による看取りや、治療停止や、臓器移植などの重大な問題が生じてきたからです。社会問題にまで至った「脳死」の本質は、脳の中身にあるのではなく、脳死になった人とそれを取り巻く人々との関連性や関わり合いにあるのです。ところが、部分主義に立つかぎり、この「脳死」の本質は全然見えてきません。その立場から見えてくるのは脳の中身の医学的な様子のみです。

脳死の人と家族の関連性、たとえば脳死の人を見たり触わったりすることが家族にどれだけ大きい心理的影響を与えるか、あるいは家族の死の受容にとって脳死の人の看護状態がどれだけの影響を与えるかなどの、人と人との関連性を、医療従事者が充分把握し実践しているのであれば、なにも私が本書で脳死の人の看護についてことさらものを言わなくてもよいわけです。しかし、大病院の現場ではとりわけ部分主義が浸透していて、これらの関連性の重要性に多くの医療従事者は気づいていないように思われます。

また、患者の権利を求める運動なども、じつは現代医療の部分主義と関係があります。医師と患者の関係は、その名のとおり人と人との関わり合いです。ところが、部分主義の思想のおかげで、患者の身体の部分しか見ない医師が出てきました。その結果、医師は患者をひとりの人間としては見ずに、自動車の修理をするように患者を取り扱ったり、自分の研究の実験材料としてしか患者を見なくなったりするケースが出てきました。これはまさに、医師が部分主義に徹するあまり、医師と患者の関係を対等な人間関係として認識できなくなったことを意味しています。この点を反省し、患者をひとりの権利を持つ人間として扱うよう求める運動が、患者の権利運動だと思います。

現代医療は部分主義へと傾斜してきたおかげで、医療現場におけるさまざまな関連性や関わり合いのもつ重要性を、徐々に見失ってきたのではないでしょうか。そして今日、生命倫理が改めて問われているのも、現代医療がこれらの関連性を見失ってきたことと対応しているのではないでしょうか。倫理問題とは、人と人とがどのように関わり合ってゆけばよいかという問題でした。部分主義では、肝心の、この「関わり合いの姿」がまったく見えてきません。現代医療の主流である部分主義の視野からは見えにくくなってくる、このさまざまな関連性や関わり合いに再び光を当て、問題点の所在を明るみに出してゆくことこそ、「生命倫理」が第一に目指すところなのです。

男女産み分けや体外受精など、現代医療の最先端の成果は、例外なく倫理問題を引き起こすようになっています。その原因の一つは、精子や受精卵などの部分の研究によって得られた知識を実際に人間で応用するとき、そこに必然的にからんでくるはずの社会的な関連性を、医師たちがほとんど考慮せずに実施に踏み切ってしまう点にあります。たとえば、一九八八年五月に、新潟大学医学部は受精卵の冷凍保存を日本で初めて実施することを発表しました。しかしその直後からマスコミの取材攻勢にあい、その報道は全国的に大きな社会的反響を呼び、地元の新聞では賛成反対入り乱れた長い討論が続けられています。その様子を見ていますと、どうも実施に踏み切った医師たちは、これほど大きな社会的な話題になるとは予想していなかったようです。事実、一時間半の倫理委員会では技術的な問題を中心に討議が行なわれたにすぎず、その後、地元の新聞などで取り上げられることになるいくつかの倫理問題については、議論された形跡がありません（少なくとも報道されていません）。そのようなおざなりの倫理委員会を開いただけで実施に踏み切ることができるのは、自分たちの開発した技術が社会に及ぼす影響、すなわち先端技術のもつ社会的な関連性が、ほとんど視野に入っていないからだと思います。現代医療の先端は、すでに人間や社会などのさまざまな関連性に大きな影響を与えるものになっているにもかかわらず、部分主義の医師たちからはこの点がよく見えないために、先端医療技術の応用に際して生命倫理の問題が生じるのです。

「専門家」の知識は「部分の知識」

脳死と臓器移植を推進する人々は、一般大衆の啓蒙が必要だとよく言います。この啓蒙観も、じつは現代医療の部分主義と関わっています。たとえば日本医師会の報告文には次のような一節があります。

医師会としての環境づくりができた段階で、一般国民への理解などの啓蒙活動が続いてこよう。これらによりコンセンサスが得られるようになって後に、「臓器移植」の必要性の啓蒙がはじめて容易になるものと思われる。（『日本医師会雑誌　死の判定――脳死』一九八五・一二、一

九四三ページ）

ここに見られるのは、医師から一般国民への啓蒙によって、脳死や臓器移植が普及するという図式です。次のパリスのことばには、この図式がもっとはっきりと出ています。

（脳幹死の普及について）ここで大事なことはまず医師たちを教育することです。その次に教師を教育し直す。そういうことを通して今度は一般の大衆を教育する。こういう段階が必要かと思います。（『週刊医学界新聞』一九八五、一六六五号、五ページ）

ここにあらわれているのは、医師の一部↓医師たち↓教師↓一般大衆という道筋で、上から下へと順々に続いてゆく啓蒙のヒエラルキー（上下の段階構造）です。このヒエラルキーを逆に下から上へと眺めてゆくと、上にゆくにつれて、専門度が高くなってゆくことに気づきます。つまり、このヒエラルキーは、脳死と臓器移植についてのいちばんの専門家から、なにも知らない素人の方へ向かって、専門的な知識が与えられ施されてゆく筋道を表わしたものといえるでしょう。

このような形の啓蒙によって、専門家から素人へと伝えられるものはいったい何でしょうか。それは、「部分についての知識」です。部分主義の現代医療が積み重ねてきた、「部分についての知識」が、啓蒙によって一般市民へと流されてゆくのです。

そもそも、専門家とは、部分についての専門家です。そしてこの「専門家」という概念自体、じつは部分主義が産み出したものです。というのも、専門とは、全体を知ることではなく、全体の中のほんの一部分だけについてくわしく知ることだからです。そしてその道のプロは、部分についてだけくわしく知っていればよいというのが、部分主義の精神だからです。

部分の専門家が得た知識は、その部分の専門家ではない人々に啓蒙することができます。この意味で、脳死や臓器移植の啓蒙ということが言われるのだと思います。

しかし、ここで間違ってはならない点があります。医師たちが一般市民に啓蒙できるのは、医療の中の部分の知識だけです。たとえば、脳死になった人の脳の中身はこのようになっているという知識、脳死になると平均して何日間は心臓が動き続けるという知識、脳死になれば人間はもう二度と回復しないという知識、腎臓移植の成功率は何％であるという知識、腎臓移植によるレシピエントの生存率は何％であるという知識などです。

ところがこれに対して、脳死とは私の死であるとか、脳死とは他者の死であるとか、脳死の人から臓器を取り出してよいなどのことがらは、決して医師たちが一般市民に啓蒙できるたぐいのことがらではありません。なぜかといえば、それらは部分の知識ではないからです。それらは、私あるいは他者あるいは人間という存在の全体に直接関わる判断だからです。存在の全体にかかわる判断は、医学の領域を超えています。それは何をもって人の存在の死とみなすかという哲学の問いや、死ぬと人はどこへ行くのかという宗教の問いをもふくんでいます。したがって、脳死が私の死であるかどうか、あるいは脳死が他者の死であるかどうか、あるいは脳死が人間の死であるかどうかについて、医学の立場からの「啓蒙」は理論上ありえません。

もし、脳死が人間の死であるという事実を一般市民に啓蒙しなければならない、などと公言している専門家がいるとすれば、それはたいへんな思い上がりをしていることになります。

一般に、部分に分割できないものを扱うはめになった医療の分野では、啓蒙ということがあまり意味をなさなくなってきます。たとえば末期がん患者のケアやホスピスの現場で、医師が患者当人に、その死に方について「啓蒙」すべきものを、はたしてもっているでしょうか。このような場面では、部分に分割できない患者自身の死、別のことばでいえば患者の「いのち」そのものが医療の対象となっているわけです。ここでは、部分主義は影をひそめざるをえませんし、啓蒙という考え方もなにかしっくりきません。

　さらに次のように言ってもよいでしょう。部分主義の現代医療が、部分に分割できない「いのち」そのものと触れ合う地点で、生命倫理の問いは生じるのだと。脳死という人体の一臓器の働きの停止が、人間の死という「いのち」の問題に触れ合ったときに、「脳死」という生命倫理の問題が生じました。受精卵凍結という細胞の冷凍技術が、人間の生命の誕生という「いのち」の問題に触れ合ったときに、生命倫理の問題が生じました。現代医療の枠組みの中だけで見ると、取るに足らないような小さなことでも、それが「いのち」の問題に触れ合うやいなや、それは生命倫理の問題を発生させ、大きな社会問題へと発展します。

　では、この、部分に分割できない「いのち」の問題とは、そもそもいったい何でしょうか。私はまだこの問いに答えることができません。それは今後の研究課題です。しかし次のことだけは言えます。私たちのすべてが、「いのち」とは何であるかを、生活のうえで直観的にすでに把握しているということです。そして「いのち」の問題について専門家はいないということです。「いのち」の問題についてはすべての人が素人です。ここで言う「素人」とは、知識をほとんどもっていないことを意味するのではなく、何かについての部分主義の専門家ではないということを意味しています。医師も、生物学者も、宗教家も、哲学者も、「いのち」の問題については素人です。ということは、「いのち」の問題を正面から問うことになる生命倫理についても、専門家はいないことになります。生命倫理の問いに関わるすべての人は、素人の立場で発言し、議論し、提言するべきだと思います。いま重要なのは、いかに素人に徹しきるかということです。部分主義の専門家から、「いのち」を見る素人へ。現代において素人であることは、専門家であることよりも貴重なのです。

おまかせ患者とは

さてここで、現代医療における医師と患者の関係についてもう一度考えてみましょう。第3章で、日本の医療現場では医師と患者の関係が対等なものになっていないがゆえに、医師への根強い不信があると述べました。アメリカでは一九六〇～七〇年代にかけて、患者の権利運動の盛り上がりと社会構造の変化によって、医師と患者の関係が対等なものに近づきました。そこで承認されたのは、医師も患者もお互いに独立した一個の個人であり、患者は自分のことを自分で決める自由と権利をもち、このような対等な個人同士が一種の契約を結ぶことで医療行為は行なわれる。そして医療とはサービス業であり、患者はその顧客であるという考え方です。この、いかにも近代ヨーロッパ－アメリカ的な発想によって、アメリカの医療は、患者中心の医療へと脱皮したのです。

いまだ医師中心の医療にとどまっている日本の医療現場に、これと同様の発想を取り入れることで、日本の医療の体質に風穴があくことを期待している人は多くいます。私も、あるていどは風穴があくと考えます。しかしそれは、やはり「あるていど」にとどまるでしょう。なぜかといえば、医療以外の日本社会の姿を見てみても、お互いに独立した個人同士の契約関係によって人間関係が運営されることはきわめてまれなことだからです。例外はビジネスの世界でしょうが、しかしそこでも根回しや、派閥やら、年功序列や、あ・うんの呼吸などがしっかりと根づいています。そうした日本社会の中で、医療の現場だけに限って、個人主義的な人間関係が成立するとは考えられません。

日本の医療現場では、いま少しずつ、患者中心の医療への試みがなされはじめています。その試みは、まずインフォームド・コンセント（情報提供後の同意）を徹底させ、患者の自己決定権を認めるところから始まっているようです。この試みが浸透してゆけば、日本の医療の体質も徐々に変わってくるでしょう。しかし、この試みをなすにあたって、医療現場で困っているのは、「おまかせ患者」をどう考えればよいかということです。

おまかせ患者とは、医師が患者に情報提供をして患者の同意を求めようとしたときや、いくつかの選択肢を患者に示して患者の意見を聞こうとしたときに、「先生におまかせします」と答える患者のことです。医師としては、「おまかせします」と言われても、それを患者の同意とみなしてよいものかどうか迷うわけです。おまかせ患者は数多く出現します。先にあげたアメリカ的なものの考え方だと、おまかせ患者とは、自分で自分のことも決定できない未成熟の個人とみなされるかもしれません。

おまかせ患者とは本当に、自律した個人へと成長していない人々のことなのでしょうか。

私は次の二つのことを連想します。おまかせとは、自分自身のことについての決定権を、すすんで他者にゆだねることです。もちろんこれを、自律した個人が自由意思によって自己決定権を放棄するというふうにも解釈できます。しかしそれはあくまで近代ヨーロッパ‐アメリカ的な枠内での好意的な解釈にすぎません。私は、「おまかせ」とは日本の文化が育ててきた人間関係の土壌のひとつなのではないかと考えています。自分のことを、進んで他者やあるいは自然などにゆだねるという精神構造は、日本の文化が長い間かけて蓄積してきた精神性であり宗教性であるように思います。この点は他の機会にまた改めて検討するつもりです。

もうひとつは、「おまかせ」は、じつは医療そのものの性質に深く結びついているのではないかという点です。医療は多かれ少なかれ、患者が自分の身体といのちを進んで医師の手にゆだねることで成り立ちます。医療行為は、その本質の部分で、患者から医師への「おまかせ」によって成立しているのです。これは重要な点です。表面にあらわれたアメリカ的な考え方にのみ目を奪われていると、ここを見落としてしまう危険性があります。しかし誤解しないようにつけ加えておきますと、「おまかせ」するということと、医師が自分の好き勝手に「おまかせ」された患者の身体といのちを取り扱ってよいということとは、まったくの別物です。患者は自分の身体といのちを医師におまかせすることと引き換えに、医師の医療行為についてきびしい制限を課するべきなのです。これがインフォームド・コンセントであり、患者の権利の主張であると思います。また、自分の大切なものをおまかせでするためには、それをゆだねる側とゆだねられる側の間に、信頼関係が成り立っていなければなりません。医師と患者の間の信頼関係がとくに強調されるのは、このような理由があるからです。

「この世を超えるもの」を前にしての関わり方

医師と患者の関係を、自律した個人同士の契約関係としてとらえるのは、きわめて近代ヨーロッパ‐アメリカ的な思考であるという点は、すでに幾人かの人によって指摘されてきました。

私は、これからの日本での医師と患者の関係をとらえてゆくためのポイントを三つほど提案したいと思います。

一つは、すでに述べたような、職業人としての医師と、顧客としての患者という関係です。現代においては、医療もひとつの職業として成り立っているのですから、職業人に課せられる最低限の義務と役割を医師が自覚し、患者は医療サービスを受ける顧客としての身分を保証されなければなりません。当然、ひとりの市民としての患者の権利は、前提条件として保証されるべきです。米本昌平が主張する医療行為の品質管理も、この考え方から出てくるものと思われます。

二つめは、患者が医師にすすんで自分の身体といのちをゆだねるという関係です。「おまかせ」が成立する背景です。医療はこの関係なしには成立しません。この関係の中では、医師と患者は決して対等ではありません。患者の生殺与奪の権を医師が一方的に握っているという点で、これは完全な医師上位の関係です。見方を変えれば、医療とは、現代社会にあって、対等な個人同士の人間関係が、必然的に崩れざるをえない世界なのです。医師による医療行為が存在するかぎりこの関係は存在し続けます。

しかし、だからこそ、優位に立つ医師の行為を規制し、監視するルールとシステムがどうしても必要となってくるのです。それが、インフォームド・コンセントであり、患者の権利の尊重であり、カルテの公開であり、倫理委員会なのです。そしてその前提として、医師と患者の信頼関係が確立されている必要があります。信頼のおけない人に、自分の大切なものをあずける人はいません。医療は、社会になくてはならないものです。医師は患者や一般市民からの信頼を得ることのできるよう、努力してもらわなければ困るのです。

三番めは、医療の性質そのものに関わっています。医療には、病気を予防し健康を促進する面と、病気になった人を治し、死にそうな人を助けるという面があります。現代医療は、前者よりも後者の方に比重のかかった医療です。

多くの人は病気になってから死にます。この意味で病気とは、その後に続くかもしれない死を予感させるものです。医療によって病気を治すことは、人を死への坂道から引き戻すことです。医療とはいわばこのような間接的な形で（通常の病気の治療においても）死に関わる行為とみなすことができます。

ところで死とは、この世から私や他者が消滅することです。私たちは医療を受けるたびに、この世からの消滅である死の影に、右に述べたような意味で間接的に触れていることになります。医療において私たちは医師と向かい合い、医師に自分の身体をゆだねます。私たちは医師を通して死の影に触れるのです。

医師と患者の関係は、このような視点からとらえることもできます。すなわち医師と患者の関係とは、この世からの消滅である死をコントロールできる特権的な人と、そこに身をゆだねる普通の人という関係でもあるのです。

この関係は、ある種の宗教的な関係にも似ています。たとえば、この世からは超越した神に特権的に触れることのできる聖職者と、そうではない普通の信者との関係に。どこが共通しているかというと、一方の人はこの世を超えるもの（死、神）になんらかのかたちで触れたりコントロールできたりするのに対し、もう一方の人はそれができず、ただ身をゆだねるだけであるという点です。

このような、この世を超えるもの（超越）への関わりという視点から、医師と患者の関係をとらえ直すことによって、医師と患者の間に漂うある特殊な雰囲気のようなものをうまくとらえることができるのではないかと考えます。ある特殊な雰囲気とは、たとえば患者が大切な選択のときに「おまかせします」と言ってしまうその雰囲気のことです。「おまかせします」と言うとき、患者は医師その人に自分をゆだねているというよりも、医師の背後に見えるこの世を超えるものに対して自分をゆだねているのではないでしょうか。もしそのような側面があるのだとしたら、それは明らかに一種の宗教性をもって語り出されたことばです。それはどのような宗教性でしょうか。

以上三点が、これからの医師と患者の関係を考える上でのポイントになるのではないかと思います。

宗教性の話が出たのでつけ加えておきます。脳死とは人と人との関わり方のことでした。これは脳死というものを、この世の人間関係として把握する考え方です。本書の前半はこの考え方一本で押してきました。しかし、じつはそれだけでは不十分です。脳死は私の死や他者の死に深く関わります。この点で、脳死はこの世を超えるもの、すなわち超越に関わっているのです。この点を加味すれば、脳死とは「超越の場面における人と人との関わり方」であることになります。脳死を考えるとき、一つにはこの世の中の人間関係、もう一つにはこの世を超えるものとの関わり、この二つの要素を決して欠かすことはできません。本書では前者の説明に重点をおきましたが、本来この二つは等しい重みを持って語られるべきものだと思います。

医師－「看護者」－患者の関係

ここで、医師と患者の関係についての大胆な予測をしておきましょう。

現在の生命倫理では、医師と患者の関係は重要なテーマです。しかし私は、治療する医師と治療を受ける患者の関係は、今後、生命倫理のテーマとしては徐々に色褪せてゆくと考えています。なぜかといえば、現代の工学的医療が将来ますます発展する結果、治療の場面での医師の役割がだんだん変化してゆくからです。医師は自分の目で患者を診断することが少なくなります。それは精密な医療機器がやってくれるし、またその方が確実な診断ができるようになります。現在でもその徴候はあります。超音波撮影装置や、X線による断層撮影装置、それにICUの中にある種々のモニターなどは、人間の目では見えないことを確実に教えてくれます。もちろん触診や皮膚の色つやを見る器械はありませんが、いずれなんらかのかたちで器械に置き換わってゆくことが予想されます。

また、手術なども専門ロボットとの共同作業になる可能性があります。また、人工知能によるエキスパート・システム（専門家の肩代わりをするコンピュータ）の発達で、病気の診断から薬の処方まで自動化される日も遠くはないと思われます。そうなると医師の役割は、治療システム全体の管理と統轄、そして病院の経営、あるいは患者へのカウンセリングや情報提供などに絞られてきます。ちょうど、オートメーション化が非常に進んだ工場における、現場の工場長の役割のようなものです。

このような治療システムでは、患者は、医師という他者に出会う機会がますます少なくなります。たまたま医師に出会っても、患者は医師を、自動化された治療システムと自分との単なる「仲介者」としてしか見なくなるかもしれません。患者の意識のうえでは、お医者さまが自分を治してくれるのではなく、診断から投薬・手術・入院管理まですべてを把握した「治療システム」が自分を治してくれるのだと思うようになるでしょう。現在でも、私などは、不快な態度の医師からもらった薬で病気が治ったときは、明らかに「あの医師が治したのではなく、教科書の知識と薬が病気を治したのだ」とつぶやいています。このような意識が、ますます一般化して広がってゆくと思われます。

このような、医療システムと医師の役割の変化にともなって、生命倫理からは、治療における「医師と患者の関係」というテーマはしだいに消滅し、そのかわりに次の二つのテーマが浮上してくるでしょう。

ひとつは、「患者と治療システムの関係」の問題です。これは、ひとりの患者と、機械化され、自動化され、情報化された巨大な治療システムとの間の関係はどのようにあるべきかという問題です（その意味でこれは一種のマン＝システム・インターフェイスの問題でもあります）。ここで重要なのは、患者という人間と向かい合っているのは、もうひとりの人間ではなく、巨大なシステムだという点です。そしてこのシステムは、病院の中だけで自己完結しているわけではなく、情報ネットワークや経済的なネットワークを通じて、社会と政治と経済に深く結びついているという点です。そこには、システムの安全性の問題、希少資源の配分の問題、治療の優先順位の問題、健康政策の問題などが、現在よりもさらになまなましいかたちで現われてくることが予想されます。また、患者は人間と向かい合うのではなく、治療システムと向かい合うのですから、患者がシステムに不安感をもったり、システムに向かい合う心理的な緊張が治療に影響を与えたりする独特の問題（インターフェイスの問題）が生じるでしょう。

もうひとつは、「患者と看護者の関係」の問題です。肉体的な治療がどんどん自動化されてゆき、当座の治癒率も上昇してゆくと、医療に期待されるものも変わってきます。まず、医療全体の中に占める病気の種類とその数（疾病構造）が変化します。将来の医療のかなりの部分は、退院後のリハビリテーション、障害をもつ人の援助、老人の介護、死に直面した人の看護などが占めるようになると思われます。また超高齢社会がおとずれ、この点でも医療の質はガラリと変わります。そして将来の生命倫理は、間違いなく「超高齢社会の生命倫理」を核に議論されるようになると考えられます。そのときのポイントは「看護」です。

言い換えれば、医療は二極分解を始めるのです。一つの極は、いわゆる身体と心の病気を治療して健康な状態に戻し、社会へ復帰させる医療です。これは治療中心の医療といえます。そしてこの治療中心の医療は、機械化され自動化された治療システムがおもに受け持つことになるでしょう。もう一つの極は、さきほど述べたような、患者の人生の援助を受け持つ医療です。これは看護・援助中心の医療といえます。看護中心の医療を自動化することはできません。もちろん、看護者の看護を援助するロボットなどは徐々に開発されてゆくでしょう。たとえば老人の排泄を自動的に助けるロボットや、障害をもつ人の機能を補完する機械などです。しかし、それらの機械群に支えられながらも、看護の中心はやはり人間が受け持つことになると思います。

医療がどんどん機械化され、自動化されてゆきます。それに比例して人間のすることが減ってゆきます。しかし自動化がすすむにつれ、自動化によっては解決しない事態が逆に増えてゆきます。その部分については、人間が補わなくてはなりません。こうやって、医療における機械や治療システムと、人間の役割分担がしだいにはっきりと分かれてくるでしょう。いままでは人間が、患者の治療も看護も行なっていました。しかし将来は、治療はおもに自動化された治療システムが行ない、看護は主に人間が行なうという傾向が強くなると思われます。これはつまり、医療に従事する人間のおもな仕事が、治療から看護へと大きく変わることを意味しています。

これを患者の側から見てみましょう。患者が医療現場でおもに接触するのは、治療の際の治療システムと、看護や援助の際の看護者の二種類です。前者の接触では、患者と治療システムの関係が問われることになります。そして後者の接触では、患者と看護者の関係が問われるようになるでしょう。すなわち、現在真剣に模索されている老人介護のあり方や、ホスピスのあり方などの問題が、さらにいっそう拡大されたかたちで、問われることになります。これは、見方を変えれば、病院の生命倫理が扱うテーマからの「医師」の退場を意味しています。医師が退場した代わりに、自動化された「治療システム」と、「看護者」が、病院の生命倫理の前面に登場してくるのです。

ここで、後者についてもう少しくわしく考えてみましょう。病院の中の生命倫理は、いままで医師と患者の関係を中心にして組み立てられてきました。つまり治療する医師の役割と義務、そして治療を受ける患者の立場と権利などの関わりを中心に、議論がなされてきました。しかしこれからは、この図式だけでものを考えていては片手落ちになりかねません。どうしてもここに看護者との関わりを入れて考えなくてはならないのです。とすると、「医師‐患者の関係」ではなく、少なくとも「医師‐看護者‐患者の関係」が、これからの病院の生命倫理を考える上での基本的な図式になる必要があります（本書では簡便のためとくに触れませんでしたが、本来はここにさらに、検査技師や実習生、ボランティア、清掃係の人などが同じ重みをもって入ってくるはずです）。

さらに、もっと将来の生命倫理の展開を考えますと、むしろ「看護者‐患者の関係」の方が、医師との関係よりも重要になってくると予想されます。学問のうえでいえば、いままでは医学と倫理学の間に生命倫理学が形作られてきました。しかしこれからは、徐々に、看護学と倫理学の間へと、生命倫理学の重心は移ってくるでしょう。思えば、一九六〇年代から八〇年代にかけてアメリカを中心に生命倫理学（バイオエシックス）が形成されたとき、その議論の中心になった人々は、哲学・倫理学者と医師と法律家と宗教家に限られていました。そしてそのテーマも、「医療をめぐる倫理問題」に集中していたように思います。今後、一九九〇年代から二一世紀へむかっての生命倫理の議論の中で、「看護」という概念、そして「看護者」というあり方が、ひとつのポイントになるでしょう。この「看護」に注目することで、生命倫理は、アメリカを中心に形成された第一期の生命倫理学（バイオエシックス）の枠を脱皮し、第二期へと突入してゆくことでしょう。そして先にも述べたように、第二期の生命倫理は、超高齢社会における老人の看護をひとつのモデル（理念型）として議論され、展開されてゆくでしょう。

第二期の生命倫理は、あえて名づければ「看護生命倫理」とでもいうような性格をもつようになるかもしれません。私自身はそれを、私の「生命学」に引きつけ考えてゆくつもりです。「看護」の考え方は、何も病院の中での職業看護者による看護だけにとどまらず、病院の外、医療の外、すなわち生命が存在するすべての所で見出されるかもしれないからです。

第7章　効率性とかけがえのなさ

「修理の医療」

将来の医療は、自動化された治療システムと、人間による看護に二極分解するという予想を述べました。現在の医療の中にも、この二つの要素をはっきりと見出すことができます。それは、現代医療の中にある「修理の医療」の側面と「看護の医療」の側面です。

修理の医療とは何でしょうか。自動車の修理を考えてみてください。具合いの悪い自動車を工場でまず分解します。そして悪い部分を取り替えたり正しい状態に戻したりして、再び自動車を組み立てます。これで自動車の修理は完了です。人間を治療するときに、この自動車の修理と同じような態度と姿勢でのぞむ医療が「修理の医療」です。

修理の医療の特徴は次の二つです。一つは、部分主義の医療であるという点。つまり、悪い部分にまず注目して、その部分を調節したり取り替えたりすることで全体を治すという医療です。もう一つは、人間の身体の生物学的な側面にのみ注意が払われているという点です。人間の身体は、生物学的に（生理学的に、解剖学的に）見たとき、自動車よりもはるかに複雑な構造とシステムをもっています。そのような複雑な人間の身体を修理するためには、人間の身体の生物システムとしての側面にだけ神経を集中し、人間の側面については目をつむらざるをえません。要するに、修理の医療の対象となっているのは、「ひとりの人間」というよりも、むしろ人体システムという「生物の肉体」なのです。

現代医療は、修理の医療という性格をその根本のところにもったまま今日まで発展してきました。それが最もくっきりとした形で現われているのが臓器移植の医療です。臓器移植の医療とは、人体の部分を他のものと入れ替えることで人体全体を治そうとする医療です。この意味で、臓器移植は典型的な修理の医療であり、また部分主義の医療です。

効率性の追求とは

修理の医療を支える第一の価値は「効率性」です。

脳死と臓器移植の議論には、「無駄の排除」とか「臓器の有効利用」などの表現が多く出てきます。たとえば杉本侃は次のように述べています。「脳死は、臓器移植の提供者としてもっぱら注目を集めている。さもなくば、死体に対する無意味な医療が続けられ、高額な医療費と優秀なスタッフが無駄に使われることが問題視される」（「外科治療」一九八四、第五〇巻一号、六ページ）。杉本は、脳死の人に対する医療は無意味で無駄だとはっきり言い切っています。私は第2章で述べたように、これとはまったく逆の意味をもっていますが、一般的にはまだ杉本のような意見が少なからず見られます。

太田和夫の『これが腎移植です』（一九八七・七改訂第三版、南江堂）という本には、「死体腎を無駄にするな」のかけ声のもと病院へと全速力で走ってゆく臓器たちの姿が漫画（一七〇ページ）として描かれています。ここには、不要になった臓器をなるべく無駄にせず、すばやく、効率的に利用しようという精神がにじみ出ています。

また阿久津哲造は次のように述べています。

一九八六年の米国の医師会雑誌七月号に発表された「臓器獲得問題―多くの原因と容易でない解決」という報告によりますと、この年、約二万人の人が脳死になると予想されるが、米国でさえこの人達のうちドナーになるのはわずか一五%くらいで、そのほかの八五%は埋められるか焼かれてしまうわけで、その数は、約三万四千の腎臓、一万七千の肝臓、膵臓、一万七千ペアの肺ということになり、約十万の移植できる臓器が、残念ながら惜しくも捨てられているという状況です。（日本人工臓器学会編『臓器置換と意識変革』一九八八・九、朝日ブックレット94、朝日新聞社、五〜六ページ）

このことばの中の「残念ながら惜しくも捨てられて」という箇所に、臓器の効率的な利用ができなかった無念さが表現されています。

このように、脳死と臓器移植の場面で前面に出てくるのは、なによりもまず無駄を排除し、効率性を追求しようとする医療の姿です。

「効率性の追求」とは、ある目標を達成するときに、その目標の達成のために役に立たないものや邪魔になるものをできるだけ排除し、いくつかの選択肢を比較考量して、少ない努力でなるべく多くの成果を引き出そうとする姿勢のことです。これは、あるものごとを、特定の目標の達成という視点だけから眺め取ることを意味しています。たとえば脳死の人からの臓器移植という場面での効率性の追求とは、脳死の人とレシピエントを取り巻く人と人との関わり方を、「臓器の移し換えの成功」という視点だけから眺め取ることを意味します。このような姿勢は、当面の目標の達成という部分にだけ注目する部分主義であるとも考えられます。

臓器移植で目指される効率性とは、具体的には、脳死の人からできるだけ多くの臓器を、できるだけ「新鮮な」状態で、できるだけ組織適合性の良いレシピエントに、できるだけ高い成功率（手術の成功率、臓器の生着率、レシピエントの生存率）で移植することです。このようなかたちの効率性から見れば、脳死の人の臓器を利用せずに身体ごと燃やしてしまったり、脳死の人の看取りとか称して貴重な時間と費用を食い潰したりするのは、まったく無駄なもったいない行為だということになるでしょう。そして一部の人たちは、これは一般市民への啓豪がまだ足りないせいであり、自分たちの科学的な考え方がまだ理解されていないからだと考えるかもしれません。あるいは、利用できる臓器をこのようにみすみす捨てている行為こそ、人類の助け合いという倫理に反する、非倫理的な行ないであると言うかもしれません。

しかし果たしてそうでしょうか。

効率性の追求に意味が出てくるのは、追求する目標の具体的な内容が簡単に把握でき、かつ、効率性を計算する枠が比較的小さく限られているときだけです。たとえば、臓器移植の場合、その目標は臓器の移し換えに成功することだとします。そして効率性を計算する枠としては、摘出可能な臓器の数とその状態、手術のためのスタッフと設備の問題、レシピエントの数と適合性と病状、移植にかかる費用、ざっとこれくらいの情報が手に入れば充分だとします。このとき、臓器の移し換えのためにはどのような手順を踏むのが最も効率的であるかを計算することができます（計算する、とは変なことばですが、慣れない方は「検討する」ということばで置き換えて読んでください）。移植医たちの言う効率性とは、だいたいこのようなものであると想像されます。

しかし、初めに述べた二つの前提が崩れると、効率性の追求はほとんど意味をなさなくなってしまいます。たとえば、臓器移植の目標は臓器の移し換えに成功することだと述べました。けれどもこれは臓器移植というもののかなり狭いとらえ方です。第3章でも述べましたが、臓器移植とは第一には、移植手術を受けたレシピエントのいのちが助かり、生の質が改善されることを目標にしているはずです。そのためには単に臓器の移し換えに成功しただけではだめです。移植手術後の免疫抑制剤の副作用によって生の質が下がらないように、継続的に管理しなければなりません。身体の管理だけではなく、レシピエントの心理的な援助や、レシピエントの家族の心理的な援助まで、効率性の計算の枠の中に入ってきます。また第二章で述べたように、臓器移植の前提として、ドナーの家族による脳死の人の看取りを援助することがあります。これは臓器移植の目標の一つに、脳死の人の家族の心理的な看護が入っていることを意味します。ということは、臓器移植の効率性の計算の枠内にも、脳死の人の家族の心理が一項目として入ってくることになります。そしてそれにかかる費用も入ってきます。

臓器移植の目標をここまで広く考え（それが当たり前なのですが）、効率性を計算する枠の中にじつにさまざまな要素が入ってくるようになると、何が効率的なのかを一義的には決められなくなってきます。それは、考慮すべき要素の数が増えて私たちの頭の計算能力をあっさり越えてしまう点と、要素の中に人間の心理的なものが入ってきて計算がきわめて難しくなる点に原因があります。すなわち、臓器移植というものを少し広い視野で考え始めると、臓器移植の場面でどのような手順を踏むのが効率的なのかを一概に決められなくなるわけです。それだけではありません。人工透析が割合うまくいっている人に対する腎臓移植などは、移植をすることが、目標達成のために効率的であると果たして言えるのかどうか、再考しなければならないかもしれません。

先にあげた杉本侃の、脳死の人に対する医療は無意味で無駄だという意見についても、同じことが言えます。杉本は、脳死の人にほどこされている医療を基本的には「延命のための医療」というふうにとらえ、脳死の人はもう二度と回復しないのだから、（臓器移植の場合以外は）その医療は無意味で無駄だと考えているようです。しかし脳死の人にほどこされる医療は、家族による脳死の人の看取りの援助のための医療という性格をもっているはずです。そのような視点で眺めれば、脳死の人への医療は、決して無意味で無駄な医療ではありません。要は、問題状況を把握するときの視野の広さなのです。

商品流通社会の思想

現実の臓器移植で、効率性が強く求められる場面のひとつに、臓器の流通の効率性があります。第3章で述べたように、脳死の人からの臓器移植が日常的にできるためには、臓器を摘出する病院と移植手術を行なう病院の間に、緊密な情報ネットワークがしかれていなければなりません。臓器移植のドナーが見つかったら、コンピュータで組織適合性のもっとも良いレシピエントを探し、移植をする病院からただちに移植医を呼び、臓器をすばやく運んでもらわなければなりません。そのような設備とシステムが整ったうえではじめて、脳死の人からの臓器移植は効率的に行なえるのです。

脳死の人からの臓器移植が日常的に行なわれている地域では、例外なくこのような大規模な臓器の流通ネットワークが成立しています。アメリカでは、全国に臓器斡旋機構が一〇〇施設以上あり、そこに登録されたデータはリッチモンド市にある全国登録センターに集められています。そして臓器は飛行機やヘリコプターですぐに目的地へと運ばれます。ヨーロッパでは、オーストリア、ベルギー、西ドイツ、オランダ、ルクセンブルクなどの国が参加するユーロトランスプラントという臓器斡旋機構があります。オランダにある事務所を通じて、多国間の臓器移植を実現しています。日本では、千葉の国立腎移植センターのコンピュータに、全国一四の病院のコンピュータを接続して情報を集めています（『臓器置換と意識変革』六〇～六一ページ）。日本でも、アジア地域をカバーする多国籍の臓器移植のネットワークを作る試みが始められています。

こうやって考えてみると、脳死の人からの臓器移植が日常的にできる社会とは、まず高度情報社会であることが必要です。地域のステーションにコンピュータが配置され、中央のコンピュータとの間には昼夜を問わない情報通信のシステムが確保されているわけです。次に、その社会は流通社会であることが必要です。医師が病院の間を飛行機やヘリコプターを使ってすばやく行き来し、臓器を手荷物のようなかたちで短時間で運べる社会です。そのためには、正確で迅速な交通網が整備されていることが前提となります。また同時に、その社会は、人間の生きた臓器を持ち運び可能な「荷物」とみなす発想を、受け入れる社会でなければなりません。

脳死の人からの臓器移植が定着する社会は、情報流通社会です。それを成り立たせている技術は、今日の情報流通産業を成り立たせているものと同じです。情報流通産業、たとえば宅配便を支えているのは、顧客の荷物がどこからどこまで動くかという情報をコンピュータに入力し、瞬時に効率的な輸送ルートを決定する情報技術と、その指示をただちに行動に移せるだけのトラック運送の定期的で正確なネットワークでしょう。広域的な臓器移植を支える技術も、この宅配便の技術とほとんど同じものです。脳死の人からの臓器移植とは、この意味で、今日の「情報流通社会」が生み出したひとつの社会現象であるということができます。臓器移植の思想とは、商品流通の思想なのです。そして脳死の人からの臓器移植の効率性も、商品流通の効率性であると考えられます。

効率性が追求される商品流通は、ある商品と貨幣とを等価交換することで成り立っています。臓器移植という医療も、悪くなった臓器を他の臓器と取り替えることによって人間を修理しようという医療です。人工臓器も同じ考え方です。ある部分を他のものと交換すること、ある部分を他のもので代用すること、これが臓器移植の医療の根本です。交換して、流通させる。医療の中でこの思想がもっとも徹底したのが、臓器移植であるといえます。

かけがえのなさを大事にするということ

ところで、医療のもうひとつの側面である「看護の医療」とは、臓器移植とは逆に、交換のできないものを扱うところにその特徴があります。交換できないもの、すなわち他のものに決して置き換えることのできないもののことを本書では、「かけがえのないもの」と呼ぶことにします。

医療の世界における、かけがえのないものの代表は、「健康」と「いのち」でしょう。悪くなった臓器は人工臓器によって置き換えられるかもしれませんが、人生のある時期に失った健康は、いくらその後で回復したとしても、またいくら補償金を積まれたとしても、もう二度と取り返しがつきません。かけがえのないものとは、言い換えれば、取り返しのつかないもののことです。いのちも同じです。いのちは決して他のもので置き換えることはできません。いのちを失えばもう取り返しがつきません。取り返しのつかないものといえば、生の一瞬一瞬もそうです。生の一瞬一瞬とは、決して他のものでは置き換えることのできない、一回限りの出来事の連続です。生の一瞬一瞬のかけがえのなさは、いのちのかけがえのなさと通じるものをもっています。

このような「かけがえのなさ」を大事にすることが、じつは看護の本質なのではないかと私は考えています。したがって、本書の「看護」ということばづかいは、普通の使い方とちょっと違うのかもしれません。看護とは何かについて、私はまだ納得のゆく答えを見つけていませんが、本書では、当面の答えとして、看護ということばをそのように使うことにしたいと思います。すると「看護の医療」とは、かけがえのなさを大事にすることが第一の目標であるような医療のことになります。

看護の医療の性格を強くもっているものには、老人介護の医療や、末期医療などがあります。老人の介護とは、老人の身体を修理することではなく、老いた人の生の一瞬一瞬を援助し大事にしてゆくことです。老いた人をめぐるそのような人と人との関わり方が、老人の看護の医療なのです。末期医療とは、死を目前にした末期患者の身体や精神の苦しみをやわらげ、死を迎えるまでやすらかに生きられるように援助することです。このときの発想も、延命を目的とした身体の修理ではなく、やがて死を迎えるいのちのかけがえのなさを投薬や手厚いケアによって大事にしてゆくことだと思います。かけがえのないものを大事にするという態度と行為。これもれっきとした医療の一部であり、医療を構成するひとつの要素であることに気づかねばなりません。

生命倫理の議論をするときに「いのちの尊厳」ということばが必ず出てきます。これは具体的に何を指しているのかはっきりしないというので、たいへん評判の悪いことばです。私は、「いのちの尊厳」ということばが言いたいのは、このかけがえのないものを大事にするという態度と行為のことではないかと感じています。

医療は、修理の医療の側面と、看護の医療の側面とを兼ね備えています。臓器移植の医療にしてもそうです。たとえば脳死の人からの心臓移植は、レシピエントのいのちという「かけがえのないもの」を救うために、脳死の人の心臓と入れ替える修理の医療を行なうことであると見ることもできるかもしれません。

しかしもう少し突っ込んで考える必要があります。脳死の人からの心臓移植の場面で、「かけがえのないもの」は、レシピエントのいのちだけではありません。脳死の人を取り巻く親しい人々や家族の人間関係の場そのものも、「かけがえのないもの」のひとつではないでしょうか。たとえば家族が肉親の死を徐々に受容しはじめているその「場」は、やはり他のものによっては決して置き換えることのできない「かけがえのないもの」ではないでしょうか。

臓器移植でしか助からない患者の苦しい境遇を見るとき、脳死の人からの臓器移植を推進することこそが、「医の倫理」であり、それに反対するのはかえって倫理にもとることになる、という発現がよく見られます。そのような発言をされる方が、往々にして見落としがちなのが、ここで述べている脳死の人を取り巻く人と人との関わり合いの場のもつ、かけがえのなさです。私が第2章で強調した「家族による脳死の人の看取り」の援助も、このかけがえのなさにもっと注意を向け、医療現場でこのかけがえのなさを大事にしてゆく姿勢を身につけてほしいという問題提起なのでした。そして脳死の人からの臓器移植を行なう際には、このかけがえのなさを大事にする姿勢と態勢とを整えたうえで行なってほしいという提案をしたのでした。

さらに言えば、医師への不信がつのるひとつの原因は、患者やその家族が生活のうえで大事にしてきたさまざまな「かけがえのないもの」を、医療の現場で医師たちもまた大事にしてくれるかどうかという点に疑問があるからだと思います。

修理の医療と看護の医療、そしてその背後にある「効率性」と「かけがえのなさ」。この二つの考え方は、根本的に異なった発想から出ているように思われます。脳死と臓器移植の場面にこの二つがともにはっきりと出てくるのは面白い現象です。この二つは、最近よく語られる「キュア（治療）」と「ケア（看護）」の区別に対応しているといえるかもしれません。しかし私はキュアとケアの二分法で考えるよりも、ここで述べているような語り方のほうを好みます。確かにキュアとケアの二分法は、単純かつ簡単で、ことばを聞いただけでなんとなく分かったような気になります。しかしじっくり考えてみると、それが何を指しているのか、もうひとつ判然としません。それがこの二分法の弱さです。

効率性とかけがえのなさは二律背反

私は、効率性を追求する態度と、かけがえのなさを大事にする態度とは、根本的には相い容れないものだと考えています。突き詰めて考えれば、どんなものごとにだってかけがえのなさはあります。効率性を追求しようとすれば、どうしても何ほどかのかけがえのなさを犠牲にせざるをえません。逆に、すべてのかけがえのなさを大事にする姿勢を貫けば、効率性の追求などありえないでしょう（『生命学への招待』をお読みになった方は、生命圏の原理と他者の原理を連想されるかもしれません）。

脳死と臓器移植の議論には必ず費用の問題が出てきます。脳死の人を維持しておくためには多額の費用がかかるとか、腎臓移植が成功すれば、人工透析にかかっていた費用よりも安くあがるとか、心臓移植とその後の治療のための費用を誰がどういうかたちで負担するのか、などの問題です。このような経済問題は、何も脳死と臓器移植に限らず、生命倫理を議論するときに必ず出てくる問題です。生命倫理の中には、医療資源や費用の配分などを集中して議論する部門があるほどです。

私が以前から気になっていたのは、どうして生命倫理の問題が「経済問題」として現われてくるのかという点です。生命倫理とは、ことばの感じからしても、経済からはきわめて遠いと思われる「いのち」を扱う領域のはずです。それがどうして「経済問題」というかたちで真剣に議論されるのでしょうか。経済問題とは、どうすれば安くあがるか、どうすれば公平な費用の負担がなされるか、どうすれば効率的なお金と医療資源の使い方ができるかなどの問題です。そのような議論をするためには、いろいろな選択肢を比較考量しなければなりません。生命倫理の場面では、これは「いのち」と「いのち」の比較考量を意味します。たとえば一個しかない臓器を誰に移植すればよいかという場面では、数人のレシピエント候補者のいのちといのちが、比較考量の対象になっているわけです。たとえば人工心臓の開発のための資源と設備を、ＡＩＤＳ研究のために回すべきだという場面では、間接的に、心臓病患者のいのちとＡＩＤＳ患者のいのちが比較考量されていることになります。

かけがえのないもの同士を比較考量することは本来できないはずです。かけがえのないものとは、決して他のもので置き換えることのできないものです。ところが比較考量とは、あるものを他のもので置き換えてみるというステップを踏みます。したがって、かけがえのないものを比較考量するのは本来不可能なのです。しかし、私たちは事実として、比較考量の不可能な二つのかけがえのないもののうちから、ひとつを選択することを強いられることがあります。

たとえば一個しかない心臓を、数人のレシピエント候補者の誰に移植するか、すばやく決めなければならないこともあるでしょう。このとき、この数人の心臓病患者のいのちは、どれもかけがえのないものです。しかし、それらかけがえのないものの中からひとりだけを選択しなければなりません。では私たちは、どうやってこの選択を行なっているのでしょうか。

ひとつの方法は、それら数人のレシピエント候補者のいのちが「かけがえのないもの」であることをひとまず忘れ、それらを他に置き換えられるものとして、すなわち比較考量の対象として考えて結論を出すやり方です。これはある意味で、人間のいのちをモノとして把握し、ひいては商品としてみなす考え方を導きます。そしてこの考え方の延長線上で、心臓移植の効率性がシビアに計算されることになります。これは言い換えれば、いのちに対する「傍観者」の立場です。臓器移植の医療は、多かれ少なかれその手順のどこかで、このようないのちの「かけがえのなさ」をひとまず忘れるというステップを踏むことになります。

これに対して、もうひとつの方法は、それら数人のレシピエント候補者のいのちが「かけがえのないもの」であるという点に、最後までこだわるやり方です。この場合、候補者の間の比較考量は不可能になります。ではどうするかというと、状況の力や偶然や、もののはずみにまかせるのです。たとえば早い者勝ちにするとか、くじ引きにするなどです。このようにすれば、かけがえのないものの間での比較考量をせずに、選択をすることができます。この方法では、脳死の人からの臓器移植は事実上不可能になります。前にも述べたように、臓器移植は、組織適合性や臓器の大きさなどのきびしい比較考量なしには正しく機能しないからです。また、このような移植のやり方はレシピエントの安全性を無視した、無責任なものであると非難されるでしょう。

しかしこのことは、医療において「かけがえのなさ」に最後までこだわることが意味をもたないということを示しているのではありません。いのちのかけがえのなさに最後までこだわって、比較考量に基づいた決定ができないというのは、「当事者」にとっての真実です。たとえば脳死の人を看取る家族にとって、脳死の人をめぐる看取りの場のかけがえのなさに最後までこだわるならば、脳死の人からいま臓器を摘出されたときの心理的な痛手と、レシピエントの回復とを比較考量することは不可能になります。ある人はこれを家族のエゴだと言います。そういう面はあるにしても、これを当事者にとっての真実として考えてゆくことも、それほど不当なことではありません。

経済原則のもとで、臓器や資源の適正な配分と効率性を追求してゆかねばならないのは厳然たる事実だと言われれば、それはそれで正しいと思います。ただしそれは、あくまで傍観者にとっての厳然たる真実です。当事者は別の原理で動きます。当事者としては、自分が当事者である「いのちのかけがえのなさ」に最後までこだわって、そのような比較考量を受け付けないこともあるでしょう。それはそれで当事者にとっての厳然たる真実です。大事なのは、人は傍観者にも当事者にもなりうるという点です。そして医療についていえば、傍観者であった人も必ず当事者になるという点です。

「傍観者」の論理と「当事者」の論理

修理の医療と効率性は、医療のもつ傍観者の側面を代表していると考えられます。看護の医療とかけがえのなさは、医療のもつ当事者の側面を代表していると考えられます。そして現代医療の主流が修理の医療として発達してきたということは、現代医療は当事者の側面よりも、傍観者の側面の方が優位に立つ医療だということにつながるでしょう。そしてまさにその点が、現代の医療が生命倫理の問いを生み出さざるをえない原因なのかもしれないのです。

どうして現代医療がそのようなかたちに発展してきたのでしょうか。現代医療と自然科学との関係を抜きにしてそれを語ることはできません。現代医療とは、何よりもまず自然科学の成果と融合してでき上がった医療だからです。現代医療の性格の一部は、明らかに自然科学のもつ性格でもあります。

振り返ってみれば、自然科学（サイエンス）は一貫して傍観者の立場を崩しませんでした。それは、傍観者の立場を貫くことによって、自然科学は普遍性と客観性を保持できると考えられてきたからです。現代医学はいつのころからか、自分のことを科学であると自称するようになってきました。それに呼応するように、現代医学もしだいに傍観者の医学へと変わってきたように思います。そして、今回の脳死と臓器移植の議論で見られたように、傍観者としての議論を貫くことこそが科学的な議論の態度であるという意見も多く見られるようになってきたわけです。現代医学は自然科学に徹すれば徹するほど、傍観者の医学へと変貌してゆくのです。

私は次のような想いをめぐらすことがあります。傍観者の科学ではなく、当事者の科学というものがありうるのではないだろうか。傍観者の科学の視線で医療を眺めるとき、そこに見えてくるのは医療の効率性です。これに対して、当事者の科学の視線で医療を眺めるとき、そこに見えてくるのはいのちのかけがえのなさです。

傍観者の科学は、いろいろな問題はあるにしても、独り立ちできるくらいに成長しました。しかしこの当事者の科学はまだ産声すらあげていません。この科学の赤ん坊はどこにいるかといえば、他でもない本書でずっと論じてきたような、医療の倫理問題が生じてくるような場所にいるのです。傍観者の科学は、近代ヨーロッパで、遠い夜空の星々を地上からはるかに眺める（傍観する）天文学を母体として誕生しました。それを医学の中に取り入れたのが現代医学です。当事者の科学は、おそらくいのちをめぐって多くの人々が当事者にならざるをえない現代の医療を母体として誕生することでしょう。それは常に当事者の立場に立ち、かけがえのないものに注目してゆく科学になるはずです。そしてその発想は、医療の現場の中で、とくに「かけがえのないもの」の看護に当たっている人々の間から、徐々に醸成されてくると思われます。

当事者の科学が産声を上げるまでには、まだまだ長い年月が必要でしょう。おそらく近代ヨーロッパ型科学が離陸するのにかかったのと同じくらいの時間が必要でしょう。それは年の単位ではなく、世紀の単位です。新しい型の科学を育てるには、数世紀の視野をもたねばならないわけです。

＊

このような夢物語のようなことを述べながら、本書を閉じることにします。効率性とかけがえのなさについては、まだまだ述べたいことがたくさんあります。しかし、現時点ではまだまとまったことを語れるだけの材料を持ち合わせていません。かけがえのなさについて最近感じたのは、次のようなことです。臓器移植を推進する人たちは、移植のためのネットワークの整備とそこでの効率性を強調します。すでに述べたように、これは臓器の商品流通の効率性です。ところが、その同じ人たちが、臓器の売買に関してだけは異様に神経質になります。これは非常に不思議な現象です。臓器の商品としての流通網の整備にあれだけ熱心な人たちが、どうして流通の正当な代価としてレシピエントがドナーの家族にお金を払うことを、あれほど忌み嫌うのでしょうか。移植医たちの説明によると、レシピエントは医学的な適合性のみによって厳正に選ばれるわけですから、手術後に適正な代価を払ったからといって、とくに移植の公平さが損なわれるようになるとは思えません。しかし臓器移植は事実上すべて善意による無償提供のかたちをとっています。単なる贈与物を運ぶために、あれほどの流通システムが組まれることは、現代の資本主義社会においては奇跡のような気がします。

私は次のように考えています。移植のネットワークを作った人たちも、心の中では、脳死の人の臓器をかけがえのないものと感じているのだと思います。そのまま捨ててしまうのではもったいないから、まだ使えるうちに、他の人間の身体の一部と入れ替えようという発想とともに、その臓器は本来は脳死の人の一部としてかけがえのないものであり、決して他のものと等価交換してはならないのだという発想もあるのではないかと思うのです。ところが、移植の正当な代価としてお金が支払われることになると、そのかけがえのない臓器を結果的にであれ、金銭と等価交換したことになり、そのかけがえのなさをみずから破棄したことになります。臓器の善意の提供ならば、そんなことにはなりません。そこにあるのは等価交換ではなく、「かけがえのなさ」の一方的贈与だからです。

移植医の人たちはこれを聞いて、そのとおりだと言うか、あるいは私たちは科学者であり、そのようなロマンチシズムとは関係ないと言うか、それは分かりません。しかし、その反応はどうでもよいことです。大事なのは、効率性の追求に突き進む現代医療の最先端にも、「かけがえのないもの」への視線が根強く残っているらしいという点を確認することです。現代医療の倫理問題を考えるときの鍵のひとつは、やはりこの位置に隠されているのです。そしてそれはまた将来の医療と科学のあり方を考えてゆくときの鍵でもあるのです。

対談　脳死と臓器移植の本当の問題

杉本健郎・森岡正博

「脳死」に直面した家族の気持ち

森岡　私も最初は、脳死の本質は脳の中にあると思っていました。しかし、勉強してゆくうちに、世のほとんどの脳死論が、じつは見当はずれのことをしているのではないかと気づきました。普通の人にとって、脳死の問題とは、脳の断面図の話ではなくて、自分の知っている人が昏睡状態になって横たわっている、そのような人に対して、どうやって自分は振る舞っていけばいいのか、これからどういう関係をもっていけばいいのか、どういう心の決着をつければいいのかという問題であると思いはじめてきたわけです。

杉本　立花隆さんの書き方というのはまったく逆からでしょう。

森岡　まったく逆なんです。

杉本　いま話を聞いて、確かに脳死との出会いは具体的にはそのとおりだと思います。ほとんどが急性の死であり、若い子供の死でもあるでしょうし、要するに突然の事故であり病気です。蜘蛛膜下出血、心筋梗塞にしてもそうです。心筋梗塞は一次性の脳病変によるものではありませんが。だから、そういう場で「脳死」に出会うわけですが、その出会いというのは非常に限られた人ですね。

森岡　限られたというのは……。

杉本　病気そのものも限られていますし、たとえば交通事故でも、即死状態だとか、くしゃくしゃになっている状態ではそういうことはありえないわけでしょう。だから、人数的に非常に限られた人になるわけです。

森岡　そうですね。

杉本　事故であってもあるていどの条件がいるだろうし、病気の過程の中でもいろいろな条件がいるだろうし、そこでセレクトされてくると、一生脳死に出会わない人がほとんどだと思います。

ところがそれに出会う場所がほかにもある。それはやっぱりマスコミを通じての出会いでしょう。

森岡　なるほど。

杉本　この前、ここの地元のKBS放送局（京都）のラジオを聞いていると、北海道から新鮮なウニを取り寄せるときに、「脳死状態で運んで来て」と言うんです。それが一般の放送として流れているわけです。ぼくは抗議の手紙を書いたのですが、何も返事が来なかったです。「ウニを脳死状態でこちらへ送ってくる」というのは、それが新鮮であるということを表現しているのです。

森岡　そういう意味ですか。

杉本　それをアナウンサーが流すんですよ。つまりフレッシュさという意味で使われたり、いますぐにでも使えるのだ、食べてもうまいという感じでしょう。移植しても使えるのだという感覚だけがサーッと流れるんです。

ほとんどの人は「なんや脳死やったら、しゃあないのではないか」という目で記事を読むわけです。それよりもセンセーショナルな、移植をしたとか、金を集めてどこかへ移植に行くという方がピカピカ光るのです。

それは、ぼくがいろいろな人にいままで出会ってきて感じたことですが、マスコミ関係もそうです。「産経新聞」の記者、「朝日新聞」もそうですし、今度シンポジウムの打ち合わせに来た仏教系の大学の学生もそうですが、脳死問題をやろう、臓器移植を取り上げようというときに、まず臓器移植は素晴らしいから、それを何とか博愛的な要素から盛り上げてみたいという方向性の方が強かったんです。ところが、問題を深めるためにいろいろな人に話を聞いてきたり、勉強をしてゆくなかで、すでに議論は終わっていると考えていた脳死こそが問題ではないかということに初めて気づいてきたというのです。

問題は新聞に載っている派手なことではなくて、その裏にあるドナーの人のほうが、大切なのである。それがメインになるはずだということがやっと分かってきた。

救命センターというのはいろんな状態の人がごちゃまぜに入ってくるんです。交通事故から犬にかまれたものまで、とにかく一次から三次救急的なものまで全部入ってくるわけです。だから、もっとダーティなイメージなのです、血をダッと流して。救命センターというところはそのへんで倒れた人が、自分の知らないところへ連れて行かれて、初対面の治療グループに処置されたりする場合がほとんどです。だから、そこでは完全に医者上位です。

ですから親族が、運ばれた人を見て、触って、感じて、状態を認識するだけの余裕があるかどうかです。先に脳の断面図を見せられてどうのこうのと説明されると、ことばとしては理解できるかもしれません。医師との会話は別の部屋です。別室で充分に話し込んでおいて、それから治療室へ連れていって、さあ、ちょっと五分間だけ会ってくださいという。そこで、先ほどおっしゃった「脳死」の現実に出会うわけです。それを見られるのはごく限られた人だけでしょう。限られた人だけで、親戚などの遠い人は入れないですよ。両親とか、子供とか、本当に一親等範囲内しか入れないのです。だから、現実には事故や病気が起こったあと会えるのはごく限られた人だけです。それはいまの体制の中では当然だと思うんです。そこで初めて子供の状態、つまり患者の状態を、「あ、こんなんやなあ」と認識するんです。肌で感じ、触れて、目で見て、臭いをかいで、血を見て、「こんなんでいいのか」とか思うわけです。ぼくの本にも書きましたけれども、入院してからでも顔や手に血がついている、泥がついている。看護面での配慮がなされていないのです。

一般的にそういうところに面会に入れるのは親族の中でも本当に限られた人です。親類、縁者というのは、本人とは対面していなくても、人工呼吸器で呼吸をしていることなどを知ると、やっぱり、「なんや、そんなのは意味がないやないか、やめてしまえ」というほうに動くのです。それは、この前、中川米造先生がおっしゃったのですけれども、日本では遠い親類、縁者はいちばん曲者なのです。いろいろな意味でのストッパーになりがちなんです。

やっぱり現実に「脳死に近い人」に会える人で、なおかつ充分な判断ができる人は、本当に限られた人になってくる。

森岡　五分間会えますよと言われて、脳死の人を見たり、感じたりできる人というのは本当に少数である。だけれども、結局、臓器移植となった場合に、その承諾はその少数の人のところに取りに来るわけでしょう。

杉本　そうです。

森岡　だから、脳死とは、その少数の人が当事者になるような問題なのですね。臓器移植のほかにも、人工呼吸器を止めるか否かの決断があります。また、本当に脳死の人を看取って、心の整理をつけなければならない人は、その少数の家族ですね。だから、その人数は限られているし、会える期間もほんのちょっとしかないのだけれども、そのあいだ濃密なかたちで脳死の人に直接出会う、そういう少数の家族が本当に脳死の本質に出会うわけです。

だから、脳死の本当の問題はそこで起きるのです。もちろん脳死ということばは、先ほど言われたようにマスコミを通じて流れているから、かなり多くの人が聞いて知っているわけです。そういう意味ではポピュラーです。たとえばマスコミの脳死の記事を新聞で読んでいれば、だいたいのことは分かるし、脳死について何かイメージを持っているわけです。

しかし、たとえばその人の家族が脳死になったとき、突然その人は当事者になるわけです。この確率はたとえば一〇〇分の一以下だろうけれども、当事者になったときには今度は全然違う現実にぶち当たると思うんです。マスコミで知った「脳死」のイメージをもっている人が、現実に脳死の人を看取る人になったときに、現実との間に大きなギャップを感じるはずです。

杉本　そこのところを書いたぼくらの本（『着たかもしれない制服』）はあまり売れなかった。

森岡　そうですか。

杉本　医者サイドは医師会等をふくめてぼくらの意見を重視していないようです。最近、京大とか、うちの大学（関西医科大学）で学生に講義をしてほしいということがときどき出てくるようになってきたのですが、やっぱり医師会の方から討論するから出てこいというのはないです。いまよくお呼びがかかるのは西本願寺です。仏教関係は現在すごくそれを考えています。

森岡　やはり医師には、脳死とはこのようなものだというイメージがすでにあると思います。それは、たとえば脳の断面図を持ってきて、この部位がこうなって、こうなっているからもう脳死である。これこれの臨床医学的な徴候を満たしているから、これは脳死です。もっと時間が経過したら、脳の中身はこのように変化しますよ……。これが医師のもっている脳死のイメージです。だから、それについてはわれわれ医師がいちばんよく知っているので、これを素人の市民に啓蒙しなければいけないという図が、頭の中にあると思うんです。

もし、そうだとしたらそれはまったく倒錯した考え方です。「脳死」は医学的な面以外の、さまざまな側面をもっています。医者はそれらさまざまな側面をもった「脳死」というものを、たまたま医学的な目で見ているだけです。専門家ですから、医学的な側面だけはよく見えますでしょう。でも家族は、医師からは全然わからない側面も感じとれます。たとえば、いままでいろいろな人生の歴史をともにしてきた人が、いまこうやってチューブにつながれて身動きせずにベッドに横たわっている。そのような人生の歴史と想い出とともに認識されるのが、家族の目から見た「脳死」なんです。脳死の人の歴史や想い出なども、すべて「脳死」はふくんでいるのです。たとえば、臓器移植の承諾をするときには、家族はきびしい決断をしなければいけないでしょう。そのときでも家族は脳死の人を、その歴史や想い出をぬきにして眺めることはできないはずです。家族にとっては、その歴史や想い出は、すでに「脳死」の一部です。

脳死の人の看取りや臓器移植の問題に本当に直面するのは家族のほうなのだから、その家族に脳死の人がどのように現われ、どのように消えていくかというのが本当の脳死の問題であるとさえ感じます。だから、先生が書かれたような記録が本当の脳死の記録だと私は思います。

このような話は、もっと上手に語れば、いわゆる医師でない人には本当に分かってもらえるのではないかという気がするんです。むしろ医師のほうにこのような話を分からせるのがたいへんであって、素人が何を言うかといつも私は反論を受けることになってしまいます。

杉本　いまおっしゃったような意味で、逆に医者に脳死を教える必要があるということですね。

森岡　そうです。

脳死問題から医療全体の問題点が見える

杉本　ぼくは、脳死問題を契機に医者の感覚とか、いまの考え方とか、医療状況、医療の中の体質をひとつ変えたいという望みがあるのです。というのは、脳死に限らず、植物状態の人もそうですが、いま病院に入っているハンディキャップをもった人たちの問題が一つあります。彼らに対する医者からの処置は、ボディであり、モノなのです。アメリカナイズされた医療が徹底してあるわけです。だから、治る医学か、治らない医学か、よく言われるパーセントの医学です。より差があるか、ないかということが問題にされる。ぼくらも実際にはそうしているのですけれどもね。より差があればこのデータの価値はあるし、こちらは価値がないということになるわけです。

それと同じ線上にある脳死問題ですから、脳死に限らず、いまの医療そのものが強く問いなおされているわけです。しかし一部の人は脳死問題を一般化させたくないのです。早く討論を終わりたいのですよ。

森岡　なるほど。

杉本　脳死問題は脳死問題だけで切ってしまって、移植は別個に早くやりたいのです。あれは結局、移植医たちが業績主義に走っていくのと同じ問題のように思われます。早く自分がやりたいと思うし、もっと自分の研究テーマを先に進めたいわけです。もちろん医師として患者を救いたいという気持ちが主ですが。

だから、移植医のほうのそういった願いというものは、脳外科のほうでは迷惑だと思うでしょう。けれど迷惑だというのは移植との関連で脳死が注目されるのが迷惑なのであって、自分たちがいままでやっている診療というのは、とことん生かしたりする医療ではなく、むしろパーセントの考え方でやっているわけで、意味のないことはしない。リカバリー（回復）してまともになれない人はもうカットするという考え方が脳外科の一部にあるように思います。

たとえば、昔ある病院ではダウン症の子の心臓手術をしなかったというのがありました。いまの脳外科でもハンディキャップをもった子が脳の外傷を負ったり、水頭症を負ってきたりした場合、一部の人は、手術はいらないというのです。

脳外科、心臓外科はアメリカナイズされた医療の先端です。一％より〇・一％にチャレンジするということはしないんです。たとえそうしても、植物状態ないしそれに近い状態にしか戻らないから意味がないと言うわけです。考え方の基本はそういうものだと思います。

森岡　そのような点で、先端医療をされている医師と、われわれ素人との間には、大きな意識のギャップがあるわけです。そのギャップは脳死の場面に限らず、他の医療の場面でも同じように出てきているはずです。この意味で、脳死問題は一つの入り口なのであって、ここをじっくり見ていったら医療全体の問題点が非常にクリアーに出てくると思う。

杉本　そう、いのちに対する考え方というのは、確かにものすごく明確に出てくる。

脳死判定の現場では

森岡　そうすると、今度はまったく裏返しのかたちで、ホスピスとか、ターミナル・ケアへ話がいくと思いますが。

杉本　もういっているのではないでしょうか。しかし、そのようになってくると、今後は逆のとらえ方で、尊厳死、安楽死という問題からの切り返しが出てきます。人格を無視して「生かし」続けているのではないかということで、「もっと楽に死なしてやればいいのではないか」という意見が脳死の場面にまで出てくるんです。そこのところが混乱してとらえられている。

私は話をするとき、いつも最初に、ターミナル・ケアで、がんの末期で苦しんだりしている人とか、ホスピスでの問題と、脳死問題というのは絶対に同次元で話をしてはならないと言うんです。そうでないと混乱してしまうんです。「おれは立派に死にたいから、中途半端に生かしてくれるな」という意見はそれでいいのです。畳の上で死にたいというおじいちゃんの意見もいいでしょう。けれど脳死や移植が問題になってくるのは、そういう人たちではないわけです。死にたいとは夢にも思ってない人が交通事故かなにかでバーンと運ばれてきて、これは脳死に近い状態ですとか、非常に切迫脳死というような状態ですからもうやめましょう、というようなことが起こっているんですよ。

そこで現実にやられていることは、はっきりいって判定基準にあてはまるかどうかのレベルではないのです。判定基準が問題になるのは、何度も言うようだけれども、移植が裏にあるからなんですよ。だから、今日も明日も救急車が鳴っている中で、たまたま救命センターという名がついているところへ運び込まれる人はむしろいいのです。けれども、いまの他の施設の状態だと、判定基準があっても充分に実施されない場合が出てくるでしょう。医者が見て、「これはもう瀕死やな、でも頑張ってみようか。何時間かやったけど、やっぱりあかんな」ということで、さっと、潮が引くように医療を引き上げてしまうんですよ。そういう現実が一部にはあるように思います。

そういうところから移植の問題が出てくるのでしょうけれども、そういうケアができる高度な、しかも長期に渡って管理できる状況があるのは、日本のごく限られた地域でしかないと思うんです。

森岡　なるほど。

杉本　だからいま脳死問題は巷にあふれ、しかも脳死ということばがひとり歩きしているように、どんどんその言葉が使われていますが、実際の場では厚生省の基準でさえどこまで実施されているかですよ。今度の新潟の病院の中の事例（一九八八年五月五日、信楽園病院での脳死腎移植）では、基準をクリアーしました、三〇分間で倫理委員会は終了しました、みんな一致して同意しましたとか。

ちょっと話がずれますけれども、あのプロセスはわれわれのサイドからみると、臓器提供に踏みきるときに奥さんの考えたこと、その間の葛藤とかはすごくよく理解できるのです。あそこにもし問題があるとしたら、倫理委員会がクローズで行なわれたこと、しかもそれが三〇分ですまされたということだと思います。いったいどのような中身であったのか分かりません。いろいろなところで毎日起こっているという現状は、もっと拡大していけば、「脳死」ということばではなくても、「脳死に近い状態」という表現が使われている場合はいっぱいあると思うんです。

だから、いま皆さんが考えておられる「脳死」という概念は、きれいな部屋で、あるていどの設備が整って、スタッフがたくさんいるなかででき上がってくる脳死像を描いているわけです。

森岡　そうですね。

杉本　いまの日本はそうではないです。

森岡　機器が全部そろって、きれいな部屋で、全部スタッフがそろって待っているというのは非常に少数のところである。

杉本　その少数の話を例に、サイエンスということで、脳死というのは医学的にいえば死であるのだと、ポンと決めてしまって、無駄なことはやめようという。無駄なことはやめようということの中には経費削減の問題が横たわっているでしょうし、余分な労働力をはぶこうということもあるでしょう。つまりいろいろな意味から、「無駄な医療」を縮小させていくひとつの材料になっているように思います。つまり戻ることがありえないであろう人に対して金をかけるな、高度な医療を使うなということだと思うんです。

森岡　それはありますね。

杉本　最近はかなり徹底してきていると思うんです。そこは医療不信になってくるのでしょうけれども、病院の夜中の体制は非常に人数が少ないわけでしょう。若い医者がいても、テクニック的な問題もあるでしょうし、その救命センターで急にトラブルが起こったときでも、充分に対応できない場合も出てきてしまう。いつもいつもウワッと医者が寄ってきて何でもできるのではないわけです。医療スタッフの人数はいま削減されてきているし、最低限のメンバーでやっているでしょう。だから、いろいろなトラブルが起きないとはかぎりません。先端と言われているところでも、そのようなことが表に出ないだけであって、いっぱい起こっている可能性があります。

森岡　いわばモデル地区とそうでないところとの間に、大きな体質の差があるということですか。そしてモデル地区以外のところでは、結局、体質といいますか、性質はこれからも変わらないということなんですか。

杉本　変わらないです。

森岡　よく社会主義国へ行くと、たとえばどこか調査に行きたいというと、どこかモデル地区へ連れて行くでしょう。

杉本　そうそう。テレビで撮るところもそういうところですよ。

森岡　非常によく訓練されたのをやってますね。それ以外のところを全然見せてくれない。だからわれわれにモデル地区の話だけが伝わってくる。脳死の場合もこれとまったく同じようなことになっているわけですね。

杉本　脳死の判定にしても、たとえばきちっと点数づけをして、基準を満たすように努力をするところは、それはぼくはかなりいいところだと思います。でも実際にはやっぱり面倒くさいという面があるでしょう。

森岡　そういうものですか。

杉本　ある意味では死に対して麻痺しているんですよ。先ほど、あなたは血を見たことがないとおっしゃいましたけれども、たとえば顔面に大きな傷をつくったり、手が一本くだけていたりとか、どんな状態の人が入ってきても平気で見られるような状態に医師はならざるをえないし、なっているわけです。

森岡　そうなんでしょうね。職業的にそのようにならないとできないことがある。

杉本　だから、どこのだれとも知らない人がポンと入ってきて息を引き取って、あとで話を聞くと近所のどこそこの人だと知って、「へー」ということになる。日常的には、自分との個人的な関わりはまずないわけで、「あ、亡くなりましたね」と言ってハンコを押すことになる。本当に合理化されたなかでのひとつのシステムになっているわけです。

死の受容と別れの期間

森岡　そうですね。だからそこでやっぱりギャップがあるわけです。家族の場合は患者をよく知っています。医者の場合は知らないうえにかつ慣れているから機械的にできる。でもそれでは駄目ではないか、医者が家族に対してももっと親切に応対してゆかねばならないという意見も出てきます。しかし、いまのままだと、それは事実上無理だと思います。

もちろん脳死の場合は救急医療ですから、そういう特殊性もある。パッと来て、早い時間にパッとやらなくてはならない。機械的にやらなくてはいけない。そのあとは駄目だったら、さっと引き上げてしまって、あとは看護婦たちが残って、家族の世話をする。あとに残るのは移植の話だけということになっているような気がします。それはおかしいのではないか、もっと家族の気持ちのことを考えようという意見が出されるわけです。では家族を見守ってゆくためには具体的にどうすればいいのでしょうか。

杉本　医師と家族とのコミュニケーションがうまくとれだしたら、一か月、二か月と「脳死」のまま続くことにはならないと思います。（キュブラー＝ロスではないですけれども）何日間かたって、受容の時期が来て、コミュニケーションが充分できだしたら、そろそろ消極的になってゆく時期が来るのではないかと思います。それはあ・うんの呼吸ではないですけれども、医者と家族との呼吸であり、周りといっしょにする場面づくりであり、別れの時期の設定であるわけです。それは決して移植のためにする終わり方ではないんですよ。いくらなんでも一日以内ということではなくて、脳死というのは幅があるわけですから、その時間を目一杯使うなり、納得するための時間として使っていったらいいのです。その数日間に要する費用が一日、二〇万から三〇万ぐらいの金がいるからもったいないと言われるわけですが、逆に言えばターミナルであるからこそ、そのていどの出費は許されていいのではないかとぼくは思います。

森岡　私もそう思います。見逃してはならないのは、家族の死の受容です。脳死に直面する当事者にとっていちばん大事なのは、その死を受容する時間をどう確保するか、周りがどう確保してあげるかということだと思います。

それも医療なんだということです。そういう時間を保証するということも、じつは医療である。脳死の看取りということもひとつの医療である。ただそれは脳外科学という医学の中に入らないいんです。脳生理学の中にも全然入らない。かつそれは先端技術医療でもないと思います。しいて言えば看護学に入るのでしょうね。

そのようなことを支える設備やスタッフやシステムというものが理想論として、あってもいいのではないかと思います。

杉本　逆に「脳死」のような状況をつくろうと思えばできるわけです。たとえばおじいちゃん、おばあちゃんが亡くなるときにみんな気管内挿管して人工呼吸器を動かすんです。同じ状況をつくろうと思えば全部できますよ。でも実際にはほとんどやらない。たいていは慢性の病気ですし、おじいちゃん、おばあちゃんでもあるし、「これで終わりです、いいですかな」ということが、すでに医師と家族の間にでき上がってますから、昔ながらに、ぼくも当直しているときにあるんですが、呼吸を見て、脈を取って、心音を聴いて、目を見て、つまり三徴候をみて、「お亡くなりになりました。何時何分です」ということで儀式が終わるんです。

それをやらさずに誰にでも人工呼吸器などを全部突っ込んでいくと、どうなるのか。人工呼吸器をポンとセットしたら、機械がガーと動き始めます。何日間か、何時間かわからないけれども、あるていどの期間、そういう状況を作っていくことができるのです。そうすると別れを惜しむ人が逆にそれをやれということにならないか。

森岡　なるほど、それは気づきませんでした。

杉本　しかし、突然、交通事故か何かで脳死になった場合は、おじいちゃんおばあちゃんの場合のように、無理につくり出したものと違うんです。

森岡　そうですね。突然の脳死の場合は、そのおじいちゃん、おばあちゃんみたいに、本人も周りの人も死をあらかじめ覚悟していたわけではないということですね。

別れの期間を設定しようというときに、マニュアルに書いてあるからしましょうというのではなくて、いろいろな人間関係の呼吸で、別れをするために、その場その場に応じてみんなが融通をつけることができれば理想だと思います。医療従事者たちの普段からのそういうことに対する感性みたいなものがあれば、いちばんよいと思います。われわれ一般市民と通じ合うような感性を、医師の側がもつことが、鍵になると思います。もちろん費用の問題は別かもしれませんが。

ドナーとレシピエントの家族の関係

森岡　臓器移植は業績主義がむしろ原動力で動いているという話があります。しかし、一般市民としては、何か雲の上の話で、「業績」といってもなんのことだかわからない人がほとんどだろうと思います。

医師は家族に、移植をすれば業績になるからという説得のしかたは絶対やらないでしょう。こちらに死にそうな人がいるから、心臓がこちらへ行けばこの人は助かると説得する。すると、やっぱり家族は動かされる。あなたのご家族の心臓を一個こちらへあげれば、こちらの一つのいのちが助かるんです。あなたのご家族のかたの臓器が生き続けるんですというところで、ドナーの家族は納得し、ある場合にはいいことをした気持ちになって、臓器をあげるのです。そこにはいわゆる「善意の提供」というストーリー以外のものは入ってこないわけです。そういうストーリーの流れにのってドナーの家族は納得するし、もらった人も「ありがとうございました」ということになるのだろうと思うんです。じつはそのような議論ともうひとつレベルの違うところで業績主義が動いていたり、もっと別の政策の次元では医療資源の問題、経済の問題が動いたりしているわけです。構造は何重にもなっていると思います。

杉本　だから、いまの医療政策の中身を考えるとき、「脳死と臓器移植」は非常に面白いマテリアルだと思うんです。

移植という問題に限れば、そこで引っ掛かっているのはやっぱり和田事件でしょう。まだやっと地検の資料が公表された程度です。明らかに脳波もとってないし、はたして脳死であったのか、また本当に心臓移植が必要であったのかなどいろいろな問題をふくんでいるでしょう。

和田問題というのが、結局あのような曖昧なかたちで終わってしまうこと自体が、医療の不信に拍車をかけているわけです。あれを曖昧でなくしてしまうと、非常に困ることになるんでしょう。

森岡　それに、和田教授はずっと胸部外科学会のリーダーとしてやってきたし、いまでも退官されてまだリーダーとしてやっていると聞きました。このようなことを許すいまの医学界の雰囲気というますか、体質に、はたして国民が納得するかですね。

アメリカの生命倫理の研究誌（Hastings Center Report, October, 1985）に、一九八五年に日本で起きた事件が紹介されていました。医師が誤って一〇歳の少女に抗がん剤を注入して殺してしまった事件ですが、その医師は自分の誤りを認めて謝罪したのち、医療過誤を追及されることもなくカナダで研究を続けているとのことです。医師の明らかな過失が、きっちりと追及されない日本の医学界の体質は、外国からも奇異な目で見られています。

杉本　個々の移植についていえば、ドナーを不明確にし、レシピエントも不明確にします。医者だけが両者を知っている。医者はつけ替えをして、そのあとの生存率とその期間に興味をもつわけです。ところがドナー側というのはやっぱりなけなしのものをあげたわけで、その代わりに金をくれというのではなくて、そのあげたものがどういうふうに働いているかということを知りたいし、その権利があるのです。もう言ってほしくないという人もあるかもしれないけれども、われわれにしたら知る権利がある。どこへ行ったか分からない。ぼくらの場合はあげたものがどこへ行って、どうなったかということは分からないのですよ。やっぱり生きているか、死んでいるのか、動いているか、動いてないかということを知りたいのです。ドナー側としては、移植臓器はすべてをかけた生命の継承でしょう。

森岡　そうですね。

杉本　だから、ポンコツ屋でタイヤ取ってきたり、ハンドル取ってきたりして自分のいいようにリフレッシュするという同じ感覚で臓器も扱われているような気がします。しかも、レシピエントの選択の問題が一般には全然わからないでしょう。

今度の本（『剛亮の残したもの』）にも書いてますけれども、レシピエントの母親からNHKテレビ（NHK特集「剛亮生きてや」一九八七・三・一六放映）を見てNHKに手紙がきた。二十歳になる子の腎臓が死んだうちの子のあげたものだということがテレビを見て分かった。ぼくらはテレビに顔が出ているし、どこの誰かということが相手には分かっているわけです。その母親はそのとき移植をした医師に、「線香を上げにいきたいから」と言った。ところがその医師に、そのようなことはしないほうがいいと断られた。それではせめてお花だけでも供えたいと言ったがそれも断られたというのです。そうではない、やっぱり向こうにしたらもらって本当にありがたいし、その人が透析から抜け出して非常に元気にやっているという感謝の気持ちで、うちの子供に線香を上げることは、なんら問題のないことです。

ぼくらもまさかそこで札束をもらいたいとか、ゆすろうなどと言っているわけではない。ただレシピエントとして腎臓を受け継いだ人は、それだけの貴重ないのちをもらっているのだから、たとえ人から注目を浴びてもぼくはいいと思います。それだけ問題なくあとの人生をきちっと生きなければいけないと思います。自分の人生を人からもらっているわけです。だから、隠す必要は全然ないと思います。もらったんだという気概をもって後の人生を生き抜く必要があると思います。それだけの背負うべき役目があるのではないかと思います。単に部品のつけ替え、オペをして、がんの部分を取ったという問題と全然違うと思います。

森岡　強く生きられる人もいるでしょうけれども、自分の中にほかのものが入っているというだけでかなり心理的なストレスがたまる人もいると思います。

杉本　自分で望んだことなのでしょう。

森岡　そうです。

杉本　単に人工の機械のペースメーカーが入っているのとは違うと思います。それだけの重さというものは「部品」であっても感じるべきだと思います。いまはぼくはそのように思います。クローズにする必要はないのではないかと思います。それから、レシピエントの選択のプロセスで、腎臓でも、有名なというか、いわゆる力のある人のほうに先に行ってしまうような気がしてならないのです。それから、心臓などになってくると何千万近い費用が要るわけです。そうすると当然、人が限られてしまうでしょう。アメリカなどは最初は財団をつくって金を出していたけれども、それはすぐにパンクしてしまって、結局いまは金のある人だけしかやれない。金のない人はたとえば明美ちゃん基金というのをやっているけれども、一人、二人やったらそれで終わりですよ。

いのちを金で買うようないまの社会

森岡　でも、自由主義の社会だから、金を持っている者が高度医療を受けて何が悪いという意見が一方であるのです。金持ちは心臓をもらえて、金持ちでない人はもらえないというのは、金持ちが東京に家を建てられて、金持ちでないのは東京に建てられないということと同じで、それ自体はなにも悪いことではない。自由社会なのだからいいではないかという意見もあるのです。

杉本　けれども、それはいのちに対する平等とは違います。それは物質的なもの、モノはそうでしょう。けれどいのちは金のあるなしにかかわらず、平等であるはずのものですよね。

森岡　そうでしょうね。

杉本　だから、いのちが終わるはずの人が移植で生き延びたということは、そのいのちをお金で買ったということとは全然別の問題です。それは生命の継承であり、モノの売買とは質的に違うと思います。

森岡　しかし、いま医療を受けるときにはお金を払っているわけです。ということはある意味では、われわれはいのちを買っているわけです。たとえば心臓移植に限らず、ほかにも保険医療でない医療があります。それを受けられる人というのはお金を持っている人です。そういうかたちで医療を受けられた人には、ある意味で、そのような治療を受けるために支援してくれた看護婦とか、医師とか、そういう機械をつくったメーカーの人たちの協力があったわけです。でもその協力の代償にお金を払っているわけです。その点ではやっぱりいのちを買っているのではないかと思うんです。

だから、資本主義の世の中での医療というのは、多かれ少なかれ、いのちを買うというようなことがすでに起きているのではないかという気がする。ただ心臓を札束で買うという表現を使うと非常にくっきり見えてくるから……。

杉本　見えてきすぎるからね。

森岡　非常に何かくっきりしてしまうのだけれども、じつはそれは医療の中に、すでに多かれ少なかれあったことではないかという気がするんです。私はそれを肯定しているわけではないんだけれども。

医師にしても給料をもらった引き換えに医療をしているわけです。だから医者が治療をするというのは、ある意味では部品の修理なのだけれども、別の意味ではいのちが育つのを助けてあげたり、あるいは自分のいのちのエネルギーみたいなものをあげているのかもしれない。ケアをするというのは、そういう面もあるでしょう。これと引き換えにお金をもらって商売の関係として成立しているのが現代の医療です。だから、たとえば心臓移植にしても、金持ちが特権的に心臓をもらっても、それは自由主義経済のもとでは、なんらおかしくないではないかという意見も出てくると思います。

もしその論理がおかしいのだとしたら、どこがおかしいのか。これはわれわれの社会のあり方をどう考えるかという問題です。

杉本　それの最たるものがアメリカなわけでしょう。

森本　でしょうね。

杉本　国民皆保険になって、あるていど医療が保障されているというのは基本的にはいいことですが、高度医療になってくるにつれて金がかかってくるわけで、いまそのような方向へ来ていますでしょう。

それこそ大学院構想ではないけれども、医学部にしてもそうです。経済効率から国公立の病院というのはセレクトされていって、大学病院では一般患者はもう看ないで、よほどの紹介がある場合しか取らないということになってくる。だから、大学の付属病院はそれだけの価値でしかなくなってしまうし、高度医療だけをやる機関として存立するようになってくる。そこで看てもらえる人は全部大学の関連の病院でセレクトされる。

森岡　そうなんでしょうね。

杉本　だから、(資本主義のプロセスなのかもわからないですけれども)方向がそのようにアメリカナイズされてきているように思うんです。

森岡　いのちというのは金で買えないものですか。

杉本　そのへんはどうですか。買えないというよりは、やっぱりそれは基本的には金によらず平等に保証されねばなりません。けれどもいのちの長さをどうするかという問題もあるでしょう。だからいのちは金で買えないのですかとおっしゃいましたが、ある意味では買っているようなものかもしれません。実際問題として資本主義のいまの社会に生きていれば、車が当たってきても大丈夫なように外車に乗ろうとする。当たってきたらペッシャンコになる日本車よりはということで。走るものではなくて、防衛するための車として、自分で防衛するためには金がいるという発想になるでしょう。だからあるていどまでは金で防衛する。そのように言われたら確かにお金でいのちを守る、あるいは買うようないまの社会です。

医師にものを言えない現代医療の体質

森岡　話は変わりますが、たとえば、アメリカの場合ですと、臓器移植をしたくない家庭は、いやだとつっぱねることができる雰囲気があるかもしれません。ところが日本で同じ状況になった場合、いやだと言ったときにそれを尊重する雰囲気がいったいあるかどうか。

杉本　ぼくらの場合は、表面的には家族の意思を尊重するかのようにみせて、実際は尊重せずに、そのプロフェッショナル性でもって意思と反対の方向、つまり薬も水分も抜いてゆくという方法でダウンさせられていったわけです。そういう体質が日本にはあるのです。

森岡　この間の生命倫理懇談会の加藤一郎さんの話は、自己決定権を尊重しなければいけないということでしたが、あれは要するに臓器移植をやりたい人はやればいいのであって、やりたくない人はやりたい人の邪魔をするなという話でしょう。でも、あの思想はあのかたちでは本当はわれわれの社会では機能しないのではないか。われわれは村八分にされるという恐れから何かをしないということがいっぱいあるでしょう。たとえば、脳死になったら本来、臓器移植をするべきですよという雰囲気が漂っているなかで、「しません」というのはこの文化では本当に言いにくいと思います。「そうですか、しかたないですね」と返事されたあと、何か意地悪されたりとか、何か他人の視線が冷たくなったりとかがあるだろう。それをあらかじめ予想するからつい反対の言葉が言えない。たとえばいまの医療現場で、患者さんは医師に強くものを言えないでしょう。ぼくもこれは経験をしたから分かるけれども、医師がこのような処方をしますと言ったら、嫌だと思っても、何か口に出して言えないです。

杉本　言えないでしょうね。

森岡　医師と理屈だけで勝負したら勝つ自信はあるけれども、やっぱり言えないです。だから、何かよく分からないけれども、日本ではそういうのが普通の雰囲気なんです。そういうところで、やたら自己決定権であるとか、アメリカで機能しているのをいきなり持って来られても困るんです。

杉本　そうです。そういう体質そのものがいまの医療のベースにあるのであって、それを何とか変えなくてはいけないし、変える手始めとして今回の脳死問題を逆に利用できないかというのがすごくある。

森岡　それは非常によく分かります。

杉本　だから、納得のいくように説明をするし、包み隠さずデータを見せるし、たとえばカルテにしたって見せるとは言わないけれども、きちっとつける。あのような時期になるとほとんど何もしないし、カルテにも書いてない。

森岡　それは他の医師から聞きました。ぼくはびっくりしました。カルテは本当にズサンらしいですね。

杉本　何も書かないことがよくある。

森岡　死亡とさえ書いてないという話を聞きました。

杉本　残すという必要性がないから、つまりあとで利用しないから、きちっとした記録は必要ではない。もちろん看護記録には書いてあるのでしょう。ぼくの場合はベッドサイドで自分でノートにつけていたわけだから全部分かる。

森岡　なるほど。

杉本　やっぱり公開制にしないといけないと思います。たとえば、結論じみてくるけれども、脳死に対してぼくは認めないわけではなくて、脳死はもちろん存在するでしょうし、時間的な幅のあるものだろうし、時間的経過の中で質も違ってくるでしょう。ただ現在言えるのは、早期に診断するだけの、必要かつ充分な理論的・科学的根拠がないということです。たとえば六時間という場合でも、その六時間に対しての根拠に普遍性をもたせることは、いまの段階ではできないでしょう。ただし、それが七時間であろうと一〇〇日であろうと同じです。そのかわり途中で切り上げることがあってもおかしくない。それは私も認めるわけです。自分自身が移植を認めたわけですし、脳死という その幅のある死の過程で次の人に臓器を提供するということはありうるだろうし、否定はしません。

ただ、基本的には平等と公開という原則を踏み外さないようにしないといけない。それが保証されるようなシステムができ上がればいいのです。それができないかぎりはあくまで反対的な立場で声を上げざるをえない。公開ということでカルテをきちっとつけ、隠さずにしゃべる。そうして家族とコミュニケーションをとる努力をし、家族に患者さんをできるだけ長く見せてあげるということも必要でしょう。患者さん本人を非公開にするようなかたちというのはもってのほかなのです。

とくに、脳死に入った状態では、クリーンルームがどうのこうのという必要は全然ないわけです。この前、家族との別れがしやすいように部屋を移すという問題が出ていました（木原記念財団脳死シンポジウム）。あれと同じような発想でも別にかまわないわけです。できるだけ近くに寄り添い、看護ができ、別れができる。別れを設定したうえで、別れをつくれという言い方はおかしいですけれども、家族みんなで瀕死の状態の患者を看護できる場所を保証する。家族に看護を基本的にさせるという場をつくる必要があると思います。

それから脳死を決定する段階での資料を、あとで問われたときに全部オープンにできるようなシステムをつくる。

もう一つ大事なのは今回の新潟の事例（信楽園病院での脳死腎移植）でもそうですけれども、倫理委員会でどのような討論がされたかということもきちんと記録する。倫理委員会をその場で公開せよというのではなくて、あとでもいいから資料を公開できるようなシステムにする。

そういうふうなことが基本的にでき上がったうえではじめてゴーサインになる。

それからもうひとつ、先ほど言いましたけれども、レシピエントの選択の中で平等原則を貫かねばいけないと思います。そこが基本的に保証されたらゴーサインを出してもいいだろうし、それが一つのモデルとしていろいろな場面で用いられるようなかたちになってきたら、医療への信頼が高まるのではないかと思います。ただし、ゴーサインが出たあと、はたしてドナーが必要な数だけ現われるかどうか、大きな疑問です。現在の腎バンクの状況を見ると分かるでしょう。

情報の公開と平等な関係を

森岡　いま言われたことは非常によく分かります。まさにそのとおりだと思います。そういうことを実際に実現するために、たとえば社会のどこを押せばいいかということなのです。

杉本　何も必要ない。いまの事実がみんなに見えさえすればよいのです。

森岡　具体的にどうすればいいのか。だって、見せてくださいと医者に言っても見せてくれないでしょう。だから、そういうことを実現するために何か戦略が要るわけです。

杉本　だから、医者が見せなければいけないわけで、見せざるをえないようなシステムをつくる。法律ではないですね。そういう雰囲気にさせていく必要があるのではないか。

森岡　まず雰囲気をつくるということですね。たとえば倫理委員会をオープンにさせるためには、具体的にはどこに働きかければいいのでしょうか。

杉本　マスコミや、講演の場などいろいろな場面で討論を広めていくなかで、つまりコンセンサスを作ってゆくなかで、オープンにすべきことを出してゆく。いまの討論の中身は、脳死の診断ができるかどうかということになっている。そして反対か賛成かという単純な論理の中で展開されている。けれど、公開をせよなどといった具体的な要求項目が上がってくれば一般の人たちももっとスムーズに討論に参加できるのではないか。

一般の人すべてが脳死という状態を理解しなければいけないというのではないのです。たとえば断面図を見せられて、その機構のどこが死んでいて、というような理解はできなくてもいいのです。信頼関係がベースにあり、「あなたにいのちを預けた」と言ってもらえるようになればいいわけです。つまり信頼に基づいた平等な契約関係が生まれることが必要なのです。しかし、それをつくるにしてもやっぱり和田事件が引っ掛かってくるし、一般的には医者は何をするか分からないというような不信感みたいなものがある。そもそも「薬がわかる本」がベトスセラーになるというのは、医療不信が根っこにあるからです。医者不信、医療不信があること、そこが問題なんです。合意と賛成というのは、公開と平等の原則をきちんとしたうえでの話です。そのためにはまず、一つひとつの事例をオープンにしていって、たとえば新潟なら新潟の例をたたき台にして何例かを検討していくことから始めなければいけないと思うんです。

森岡　言い換えれば、医師たちのグループ自身が、そういうことを自分たちの問題として受けとめ、自分たちのやり方を変えないと駄目だということに気づくこと。

杉本　それもひとつです。それとともに医者はこうあるべきだということを、脳死問題を通じてまわりから起こしていかないといけない。

森岡　まさにそのとおりだと思います。ただ、最近までの医師の書いた脳死の本や記事を見ていると、「啓蒙」が必要だというわけです。

杉本　脳死状態の啓蒙でしょう。

森岡　そうです。なぜ啓蒙するかというと、脳死から臓器移植をスムーズに進めるためには、まだ一般市民は何も知らないから啓蒙する必要がある。コンセンサスが得られないのは、啓蒙の努力が足りないからである。啓蒙すれば一般市民はよく分かってくれて、脳死も臓器移植もスムーズにいく、という発想の話がわりといっぱいあります。だけれども、それでは絶対駄目だということに気がつかなければいけない。医師たちは別のことをしなければいけない。啓蒙というのは非常に簡単な図式です。自分は変わらなくて、永久不変であって、相手を変えさせるというのが啓蒙でしょう。そうではなくて、自分たちがいままでにやってきたこと自体を変えていかないかぎり、相手も分かってくれないということに気がつかなければいけない。

杉本　そうです。だから、立花さんのようにあのような討論を挑んでいくのも一つのやり方だと思います。だけれども、あれは普通に読むと非常に分かりにくい。雲の上の討論になってしまうのです。

それよりも根底にはやっぱり医者への不信があるんです。医者への不信というのはこれからの医療の根幹にかかわる大きな問題ですよ。

だから、そこのところを、医者自身に気づかせなくてはいけないし、気づいた医者が不信を回復してゆく努力を始めていかなければいけないということです。たとえば、患者さんに薬の名前を教えるとか、できるだけ医療内容を見せるようにするとか、このようなことを日常的に心掛けるべきです。そういう動きをつくっていかずに、医者のすることを信頼しなさい、理解しなさいというのは無理なことなのです。

たとえば「脳死に近い」状態にあったとして、患者サイドが知らないうちに医者が点滴を減らしたり、薬を中止したりとか、つまり表向きには治療続行について「はい、分かりました」と言いながら結果的に医者の考えを押しつけてしまうような体質はやめなければいけない。また医者のほうが基準をつくろうというのは、つまり基準さえ満たしていればそれでよしと言えるからということがある。しかし基準さえ満たしていればいいというのではなくて、時間的経過や、どのように基準を満たしていったのかということまで明らかにし、基準以上に充分な検討をしたのだということを公開していく必要があるのです。もちろん基準そのものの科学性についてはさらに討論が必要ですが。たとえば、新潟のような問題が出たときには必ず全部の資料をオープンにして討論のたたき台にしていく。今度の場合、新聞によると比較的家族の了解が尊重されていたように思われます。たとえば、四月三〇日に「脳死」ですと言われて、家族は五月三日まで三〜四日間は模索しているわけです。その間のイニシアティヴはほとんど家族のサイドにあったように思われます。それで移植にいたった。これはやっぱりすばらしいことです。善意のことで博愛的なことだとみんなは納得する。そういう具体的事例をオープンにしていくことが大事なのだと思います。ぼくたちの本も、一つの事例をオープンにしたいという気持ちがあって、出版したんです。

森岡　それは非常によく分かります。

「いのち」の問題を考えるきっかけとして

杉本　ある文科系大学のシンポジウムのときに、ドナーカードを持つことを運動として若者の間に普及させてみたらどうだろうかと、出席したメンバーの中で、冗談半分で話題になりました。つまり、そこで初めて考えるきっかけをつかめるのではないかということです。

森岡　なるほど。自分の問題。

杉本　いのちと自分の問題。たとえば、オートバイでぶっ飛ばしたり、車を運転する若者がドナーカードのハンコを押すか押さないかということになるのですが。アメリカではみんな免許証を取るときにやるでしょう。それと同じように、法律的ではなく、一つの運動としてドナーカードを持ちましょうという感じでやっていったらどうなるか。結局、心臓移植などのドナーになる可能性があるのは若者なのですから。自分の知らないうちにドナーになっていたというのではなくて、一度、「いのち」を考えてみる機会をつくるのです。自分の臓器を人にあげるのか否かという選択のときに、何かの討論が生まれてこないか。ただそれは法的な規制は何ももたせないのです。はやりとしてでもいいのですけれども、テレホンカードみたいな感じでね。私のいのちをあげますみたいに。

するとみんなはもっといのちを大切にしようとするだろうし、自分のいのちというものを考えていくきっかけになるのではないかと思います。逆の立場から、つまり一般に知らせるという意味からも面白い手ではないかと思います。それは明らかに移植を認める立場からの発言になってしまうでしょうが。この前のシンポジウムで若者に話をしていたら、ドナーカードという問題に意外にも反応がありました。学生は案外このようなところに興味があるのだという印象をもちました。ただしこの問題は、もしドナーカードさえ持っていたら、無条件に移植を行なってよいということにはなりません。たとえ、ドナーカードを持っていても、それは健康なときに考えた判断であって、病んだあとも同じ考えをもつことができるかは、分かりません。あくまで参考ていどのものでしかないでしょう。しかも脳死をとりまく医療情勢が改善されたうえでのことでしょうが……。

森岡　今日は長い時間ありがとうございました。お疲れになりましたか。

杉本　ちょっと声が枯れてきました。

（一九八八年六月二六日　　京都市にて）

おわりに

脳死をめぐって、いろいろなことを述べてきました。そのうちのいくつかは、実際的な提案でした。いくつかは、脳死や臓器移植という医療の本質を探る作業でした。そしていくつかは、広く医療と科学と社会の将来を考えるときのたたき台でした。

いま本書を書き終えてみて、説得力のないところや議論が不充分なところはたくさん思い浮かびます。その多くは私の力量不足によるものでしょう。ただ、他に例のない脳死の入門書ができたという満足感だけは、実感としてもっています。

私は本書で、脳死と臓器移植の問題を、生命学の視点から議論しようと試みてきました。生命学とは、拙著『生命学への招待』(勁草書房)の中で出したアイデアです。それは、「現代文明と現代科学のもとで、私たちは生命とどのような関係に置かれているか、そして、私たちは生命とどのようにかかわりあって生きてゆけばよいか」を総合的に問う学問です。生命学の視点から脳死と臓器移植を考えるとき、私たちはまず、私たちと生命との「関わり合い」に注目し、さらに現代文明と現代科学への関係を常に念頭に置いて議論することになります。

この試みが成功したかどうかは、読者の判断にゆだねるしかありませんが、生命学という、実質的な内容がまだほとんどない学問を考えてゆくうえでの、何かの手ごたえを本書の執筆で得たような気がします。そして本書は、一九八九年の時点での、世界の生命倫理研究の最先端に位置するものであるという自信を私はもっています。

長いスケールで見れば、脳死と臓器移植の問題それ自体は、すぐに過去のものとなって消滅するでしょう。しかし、本書で示されたいくつかの問題点は、脳死問題が消えたあとでも、依然なんらかのかたちで問題として残り続けるでしょう。そしてその問題こそが、私たちがいまこの大騒ぎの中から学び取らなければならない本当の問題なのだと思います。

振り返って考えてみれば、生命倫理学とはいろいろな意味で、きわめて「東京的」な学問でした。それは情報が時間単位で次々と入れ替わっている情報都市東京でこそ、真に開花するべき学問なのでしょう。生命倫理に数年かかわって、いちばん感じたのは、やはり東京という場所のもつ「都市情報」のようなものの皮膚感覚でした。東京を拠点とする生命倫理研究会（B. I. O.）という若手中心の研究会の事務を引き受けて、一年半がたちました。その間に多くの優秀な研究者の芽に出会い、私も多くのことを教えられました。

東京を離れるにあたって、私も生命倫理の最前線からは身を引こうと思います。そのかわり、新しい場所で、今度は生命学の基礎をじっくり時間をかけて練り込もうと考えています。今度の場所は、夢のような学問とたわむれるのにぴったりのようです。

本書の原稿の段階で、貴重なご指摘と示唆をしていただいた以下の方々に深く御礼を申し上げます。おかげでつまらないミスや誤りを、事前に訂正することができ、浅い議論を再考するチャンスに恵まれました。

赤林朗（神経生化学）、飯田亘之（倫理学）、小野谷可奈恵（看護学）、辛島恵美子・司朗（安全学）、金澤文雄（刑法学）、倉辻忠俊（小児科）、斎藤有紀子（法哲学）、田島桂子（看護学）、谷田信一（倫理学）、土屋貴志（倫理学）、中島みち（ジャーナリスト）、唄孝一（医事法学）、福間誠之（脳神経外科）、三輪和雄（脳神経外科）、村岡潔（医療思想史）。敬称略、五十音順。

杉本健郎氏（小児科）には、対談のために貴重な時間を割いていただきました。

また、ＩＣＵの見学を許可していただいた千葉大学医学部付属病院の関係者の方々に感謝いたします。

最後になりましたが、本書の出版の労をとっていただいた東京書籍の小山康栄氏、本書の企画編集を担当してくださった寺嶋誠氏、そして配偶者の雅恵、息子の創一くん、ご協力ありがとうございました。

一九八八年一二月二五日　　京都にて

森岡正博

＊本書は昭和六三年度科学研究費総合研究Ａ（東京大学）課題番号63301006による研究成果の一部です。

文献一覧

赤林朗・森岡正博「〝脳死身体〟の医学的応用と倫理的問題」『医学のあゆみ』vol. 145, no.3（一九八八・四）
朝日新聞取材班『どうする移植医療』朝日ブックレット五三、朝日新聞社（一九八五・五）
雨宮浩『臓器移植48時間』岩波書店（一九八八・四）
飯尾正宏・河野博臣『がん死ケアマニュアル』医学書院（一九八七・四）
石原昭・小林健一・早川弘一・美濃部嶢『ＩＣＵ・ＣＣＵ看護〈医学編〉』第二版、日本看護協会出版会（一九八五・一二）
井上達夫『共生の作法』創文社（一九八六・六）
岩月賢一監修『ＩＣＵハンドブック』第二版、克誠堂出版（一九七九・一二）
太田和夫『これが腎移植です』改訂第三版、南江堂（一九八七・七）
加藤一郎・竹内一夫・太田和夫・新美育文『脳死・臓器移植と人権』有斐閣（一九八六・七）
川田治子ほか「脳死患者の家族が死を受容するまでのプロセスとその看護」EXPERT NURSE, vol. 3, no. 4, april（一九八七・四）
神戸市立中央市民病院集中治療部編『ＩＣＵ・ＣＣＵプラクティス』金原出版（一九八六・一〇）
佐藤順編『ＩＣＵ・ＣＣＵ看護マニュアル』医学教育出版社（一九八八・五）
佐藤禮子編『意識障害と看護』金原出版（一九八八・五）
死と脳死を考えるシンポジウム実行委員会編『講座：死と脳死を考える』メディカ出版（一九八七・一一）
『週刊医学界新聞』一六六五号（一九八五）
杉本健郎『着たかもしれない制服』波書房（一九

八六・三）
杉本健郎・杉本裕好編著『剛亮の残したもの』朝日カルチャーセンター自費出版（一九八八・八）
生命倫理研究議員連盟編『政治と生命倫理』エフエー出版（一九八五・一一）
大日本製薬株式会社ラボラトリープロダクツ部『総合カタログ第一一版』（一九八八）
竹内一夫『脳死とはなにか』講談社ブルーバックス（一九八七・五）
田島桂子『ＩＣＵ看護入門』医学書院（一九八七・三）
立花隆『脳死』中央公論社（一九八六・一〇、雑誌連載は一九八五・一一～一九八六・八）
立花隆『脳死再論』中央公論社（一九八八・一二）
椿忠雄・関正勝『脳死』日本基督教団出版局（一九八八・四）
東大ＰＲＣ企画委員会編『脳死』技術と人間（一九八五・三、初版）
中島みち『見えない死』文藝春秋（一九八五・九）
中島みち「あなたは脳死に直面できるか」『文藝春秋』（一九八七・六）
波平恵美子『脳死・臓器移植・がん告知』福武書店（一九八八・五）
『日本医師会雑誌：死の判定―脳死』別冊・特別版 vol. 94, no. 11（一九八五・一二）
日本移植学会編『脳死と心臓死の間で』メヂカルフレンド社（一九八三・六）
日本移植学会編『続：脳死と心臓死の間で』メヂカルフレンド社（一九八五・七）
日本移植学会編『続々：脳死と心臓死の間で』メヂカルフレンド社（一九八六・九）
日本人工臓器学会編『臓器置換と意識変革』朝日ブックレット九四、朝日新聞社（一九八八・九）
福間誠之『脳死を考える』日本評論社（一九八八

七・四)
藤枝知子・田島米子・山崎慶子『ICU・CCU看護〈看護編〉』日本看護協会出版会(一九七九・五)
水谷弘『脳死論』草思社(一九八六・一二)
水谷弘『脳死と生命』草思社(一九八八・八)
三輪和雄編『脳死』東京書籍(一九八七・九)
森岡正博『生命学への招待』勁草書房(一九八八・四)
森岡正博・赤林朗「〝脳死〟身体の各種利用はどこまで許されるか」『中央公論』(一九八八・五)
米本昌平『先端医療革命』中公新書(一九八八・四)
鷲田小彌太『脳死論』三一書房(一九八八・七)
H・ブロディ『医の倫理』東京大学出版会(舘野之男・榎本勝之訳、一九八五・四)
ネイサン・M・サイモン『ICU看護のヒューマンアプローチ』日本看護協会出版会(稲岡文昭ほか訳、一九八七・二)
J. M. Rippe and M. E. Csete『ICUマニュアル』メディカル・サイエンス・インターナショナル(豊岡秀訓ほか訳、一九八四・一二)
Willard Gaylin, "Harvesting The Dead", 1974, in Thomas A. Shannon, (ed), Bioethics, rev. ed., 1981.

本書中の図・写真は次のものによる

二二ページ(図2)・二三ページ(写真1)
神戸市立中央市民病院集中治療部編『ICU・CCUプラクティス』金原出版(一九八六・一〇)
二四ページ(写真2)・三〇ページ(図3)
田島桂子『ICU看護入門』医学書院(一九八七・三)

*上記の文献一覧は一九八九年刊行の旧版に付したものである。

文庫版の増補

臓器のリサイクルと障害者問題

一つの問題提起として

臓器移植について、まだ語られていないテーマがある。それは、脳死の人からの臓器移植に直接に関わるのは、具体的には誰かという問題だ。心臓や肝臓などの臓器をもらう人は、移植によってしか助からない重い心臓病や肝臓病の人である。そのような人は病院に入院していたり、ベッドに寝たきりになっていることも多い。障害者の定義にもよるが、ここではそのような病気の人を、心臓や肝臓などの内臓に障害を持つ「障害者」とみなすことにしよう。

では、それらの臓器を与える脳死状態の人とは、どのような人のことだろうか。人は大病院の集中治療室という場所でしか、脳死状態にならない。集中治療室の中で、脳死の人は、人工呼吸器や栄養液・昇圧剤などのチューブにつながれ、医師や看護婦たちのきびしい監視とケアによって維持されている。脳死状態の人とは、脳に大きな損傷を受けた結果、全身の働きが崩壊してしまうはずのところを、集中治療室の様々な設備やケアの力によって、脳以外の身体の働きはなんとか維持されている状態のことである。

私は、脳死状態になった人も、あくまでひとりの「人」として見るべきだと考えている。すると、その「人」は、脳に治療不可能な障害をおいながらも、集中治療室の設備とケアのおかげでなんとか（脳以外の）全身の循環状態を保っているひとりの「障害者」と解釈できる。脳死が確実に判定された後であっても、その人の循環状態が保たれている限り、その人を重篤な（意識）障害者とみなすことは依然として可能である（村岡潔氏のご教示による）。

こうやって考えてみると、脳死の人からの臓器移植とは、実は、脳に障害をおった障害者から、心臓や肝臓に障害をおった障害者への、臓器の移し替えであることが分かる。脳死の人からの臓器移植の本質は、障害者の身体の一部を、別の障害者の身体の中へと移し替えることである。

臓器移植先進国アメリカなどでは、「リサイクル・ユアセルフ（あなた自身の臓器をリサイクルしよう）」という標語まで使われている。しかし、以上に述べたような視点から眺めればこの標語はもっと深い意味をおびてくる。脳死の人からの臓器移植が、臓器の「リサイクル」であるとするならば、それはどういう種類のリサイクルなのか。その答えはひとつ。臓器移植とは、障害者から障害者への、すなわち、障害者内部での臓器リサイクルなのである。

移植を推進する人たちは、「臓器提供は、人類愛にもとづく無償の善意である」という表現をよく使う。しかし、この表現もまた、すこし異なった角度から読み取ることもできる。その「善意」は、誰から誰への善意か。その答えもひとつ。それは脳死の人という「障害者」から、たとえば心臓病の人という「障害者」への善意なのである。それは決して、健常者から障害者への善意ではない。

本人が健康な時点で、事前に臓器移植の意思表示をしていた場合、それは健常者の善意ではないか、という反論があるかもしれない。しかし、臓器が具体的に摘出されるのは、言い換えれば、健常者の発する善意が生かされるのは、彼が脳死状態の人という障害者になったときでしかない。

こうやって考えてみると、脳死の人からの臓器移植とは、実は徹底して障害者の内部の問題なのである。臓器を提供するのも、臓器をもらうのも障害者。健常者は、それを仲介する医師あるいは障害者の家族としてしかあらわれてこない。あるいは、こういうイメージが適当かもしれない。人を健常者のグループと障害者のグループに分けるとする。このとき、障害者のグループの内部で、臓器がリサイクルされてゆく。そして集中治療室の中で身動きひとつできない最大の弱者から、いのちが今にも危ないもうひとりの弱者へと、臓器をリサイクルしてゆくのが、脳死の人からの臓器移植の原理である。

確かに、従来から行なわれてきた近親者からの生体臓器移植は、健常者から障害者への臓器提供であると言える。しかし、脳死の人からの臓器移植は、これとはまた異なった「原理」と「構造」をもつものとして考えるべきだ。

健常者のグループの人々の、脳死と臓器移植への関わり方は、障害者の関わり方とは根本的に異なっている。脳死の人からの臓器移植に限って言えば、健常者は自らが臓器の提供者になることもないし、臓器の受け手になることもない。健常者は、障害者のグループの外部から、それを支援し、仲介し、議論するのみである。

脳死と臓器移植の場面での、このような障害者と健常者の断絶について、いままで議論されたことはなかった。その理由のひとつは、脳死論議が、主に健常者主導で行なわれてきたことにある。健常者は、脳死と臓器移植にひそむ障害者問題に、気付くことが少ない。

私がここで述べたのは、結論ではなく、ひとつの問題提起である。そして、このテーマについては皆でゆっくり問い直した方がよいと思う。

（「毎日新聞」一九八九・四・二一夕刊）

「聖域」の落とし穴

生体肝移植への一視点

生体肝移植についてコメントを求められることが多いが、原則として断ることにしている。なぜかと言えば、新聞社のもくろんだ構図にそのまま乗って、賛成派あるいは反対派のどちらかの陣営に色分けされて紙面を飾るのがいやだからだ。

先端技術の生み出す倫理社会問題は、きわめて複雑な様相を示していて、賛成／反対の二分法で簡単に割り切れるものではない。また、割り切ったところで、事態の本質がよりよく見えてくるわけでもない。

生体肝移植への賛成意見としては、これはすでに実験段階を終えた確実な医療技術であり、これによってひとりのいのちが救われる、という論調が多い。もちろん若干の危険はあっても、情報が充分に提供され、親（と子）がそのことを充分承知の上で手術を決断したとすれば、それはそれで人生のひとつの決断であり、他人がとやかく言う筋合いのものではないだろう。もちろん、島根医科大学の永末医師のように、患者家族と医師の合意さえあれば倫理委員会を開く必要はないなどという時代錯誤的な発言は論外ではあるが。

これに対して、新聞で報道される反対意見・慎重意見には、説得力のないものが多い。たとえば、移植は脳死の人から行なうのが本筋であるという意見があるが、どうして心臓も脳も生きている人からの臓器提供が「本筋」でないのかさっぱり分からない。また、「健康な身体にメスを入れるという点で倫理面の問題も残る」という意見もあるが、それは血縁者からの肝臓移植や、輸血、骨髄移植などを社会が許容したときにすでに基本的にはクリアーされている問題のはずである。

私個人は、倫理委員会の議事録が公開される制度が存在していれば、生体肝移植は実施されてもやむをえないと思っている。言い換えれば、残された最大の倫理問題は、倫理委員会の公開性の問題である。

しかしここでは、あえて別の点に触れておきたい。それは、今回の生体肝移植事件の持つ、文化的な意味についてである。

そもそも生体肝移植に対する最も本質的な批判点は、「親の自己犠牲と愛情と決断があれば医師は何をやっても許されるのか」という点なのだと私は思う。しかし、この問いが新聞紙上で議論され、深められることはなかった。というのも、「この子のいのちを救おうと親が自分の身体を犠牲にしてまで頑張っている」美しき事態に、いったい誰が正面切って議論をいどめようか。

親が子供を思って自己犠牲を行ない、一生懸命頑張っている。この事態そのものを批判の俎上《そじよう》に載せることを人々がしないのはなぜか。それは、このような人間関係こそ我々の倫理的な理想であるという規範（つまり道徳）が、非常に強力に現代日本社会に根付いているからである。私の調査によれば、「親が子を思う気持ち」「自己犠牲によって子供のいのちを守る」「一生懸命頑張っている」という人間の姿は、現在の学校の道徳教育において、不可侵の道徳的理想として教えられている。

要するにこういうことだ。今回の生体肝移植事件は、我々の文化の中に、誰もが批判できないような、ある「聖なる道徳空間」があることを、我々にはっきりと知らしめたのである。そしてこの聖なる道徳空間が、今日では先端医療技術というもうひとつの聖なる技術体系と結合し得るということなのだ。そして、生体肝移植は、この最強の結合の、最初の明確な事例となったのである。

いつも思い出す光景がある。ある学会で臓器移植への反対意見が出された後で、ある医師が、壇上のスクリーンに、臓器障害で身体が無残に変形した赤ちゃんの写真を大きく映し、「これでも反対できますか」と重々しく聴衆に問いかけたのだ。私は強い衝撃を受けた。そのような映像を見せられて、いったい誰が正面切って反論できようか。そして私は、彼を卑怯《ひきょう》だと思った。

反対論や慎重論を唱えている人間とて、親も子もある普通の人間である。そのような映像を見せられれば何ものが言えなくなるし、自分の子供がもしそのような病気になれば、移植を願うであろう。しかし、それが分かったうえで、なおかつ、あえて反対論や慎重論を唱えているのである。彼らは冷静な議論をしたいのだ。ただでさえ感情の嵐に流されてしまうこの国の文化の中で、議論を詰めて最も良い進路を見極めたいのだ。この子のいのちが一番大切なのは分かっている。そんなことは誰だって分かっている。だから、お願いだから、「この子のいのち、この子のいのち」とこれ以上繰り返さないでください。

数年前の脳死論議の際には、感情に訴える反対派を非難して冷静な科学的議論をせよと主張していた技術推進派が、いったいいつから、我々の感情に訴える戦略を覚え始めたのだろうか。そしてもしこの傾向が前面に躍り出てきたとき、一般市民は、道徳と美談のオブラートに包まれた不可侵の先端技術の前で、一歩も身動きが取れなくなってしまうのではないだろうか。そしてそのオブラートの中で、批判の試みが圧殺されてしまう危険性がある。私が恐れ、あえて指摘したいのは、まさにこの点なのである。

（「毎日新聞」一九九〇・七・一四夕刊）

移植医療を考える

倫理と現代文明の間で

島根医大で生体肝移植を受けた患者が死んだ。テレビは、遺族の実家から生中継をするという、お祭り騒ぎを繰り広げた。今回の出来事で一番批判されるべきは、マスコミの報道の姿勢である。しかし、マスコミ批判はまた他の機会に回すとして、ここでは、ひとまず今回の出来事を通じて見えてきた移植医療の一つの姿について考えてみたい。

移植医療の特徴は、他人の臓器を「資源」として必要とする点にある。脳死の人や、健康な家族の臓器を、資源として「利用」することで移植医療は成り立つ。「資源」という言葉遣いをすると、良識派の方々はまゆをひそめるが、これは厳然たる事実である。

例えば、移植医の人たちがよく言う「脳死の人の新鮮な臓器をそのまま捨ててしまうのはもったいないから、他の人に移植して生かそう」という発想の裏には、臓器を資源としてみなす考え方が潜んでいる。あるいは、「臓器移植を必要とする患者の数に対してドナー（臓器提供者）の数が足りない」という発言の裏にあるのも、この「資源」の発想である。

移植医療は二十一世紀の医療であるといわれる。しかし、移植医療が発展するということは、より多くの人間の臓器が資源として確保され、効率的にリサイクルされてゆくことを意味している。

つまり移植医療とは、より多くの臓器資源を求めて自己拡大してゆく本性をもった技術体系なのだ。そしていま移植医たちは、豚などの家畜の臓器を、人間への移植のための資源として使う研究に着手している。

要するに、移植医療の哲学は、人間が地球の化石燃料を「資源」として採掘して利用し、動物や木々を産業のための「資源」として利用し尽くしてきたわれわれの文明の根本原理に深く根差しているのである。

移植医たちは、臓器は、脳死の人や健康な家族からの「善意」の贈り物であると言う。これは臓器移植というものを説明するときの一つのレトリックである。しかし臓器移植にはもう一つの面がある。それは資源となる人を「犠牲」にして成り立つ医療であるというものだ。

例えば脳死の人からの臓器移植の場合、たとえその人の事前の提供の意思があったとしても、その人は自分が身体の全体性を保ったまま死んでゆくという死に方を放棄し、それを犠牲にしなければならない。生体肝移植の場合は、さらに明確である。移植のドナーとなる親は、自分の残りの人生の健康を犠牲にして、子供を救おうとするのだ。

脳死の人も、健康な親も、自らすすんで自己犠牲をすることで、移植医療が成り立っている。つまり、臓器提供とは、ある面から見れば「善意」に基づく贈与なのであるが、それと同時に、他の面から見れば、「犠牲」によって初めて成立する医療だと言えるのである。

では、そこに「犠牲」が含まれるから、移植医療はその点では倫理的に「よくない」医療だと言えるのだろうか。ことはそんなに単純ではない。われわれは現代社会で、実に多くのものを犠牲にして生きている。われわれは地球環境を犠牲にしてきた。家畜動物を犠牲にしてきた。南の国々の人々を犠牲にしてきた。もし「犠牲」がよくないのであれば、その上に成り立っているわれわれの生活は、すべて倫理的に否定すべきものであることになる。

いったいどう考えればよいのか。

移植医療とは、一部の移植医たちが啓蒙するように、全く「素晴らしい」医療なのだろうか。しかしここでもわれわれの多くは即答できない。生体の場合にはドナー（臓器提供者）の健康を脅かし、脳死の人の場合には、そのほとんどの臓器を資源として利用し尽くすことを狙うこの医療技術に、なにか「自然」ではないもの、割り切れないものを感じる人は多い。

重病の人たちが、臓器移植によって助かりたいと意思表示するとき、彼らの希望そのものを一方的に否定する権利はだれにもない。なぜなら、われわれすべてが、実は、臓器移植と同じ原理で動く現代文明のなかでその原理を肯定して生きており、そこから多くの快適さと身体の健康と長い寿命を引き出しているからである。

重い肝臓病などで死期の近い患者の命は、本人にとっても家族にとっても、「かけがえのないもの」である。そのかけがえのない命のためならば、何でも試してみたいし、あらゆる可能性にかけてみたい。この気持ちが分からない人間はいない。

しかし、移植によってこの命を救うためには、他の「かけがえのないもの」、すなわち親の健康や脳死の人の臓器などを犠牲にしなければならない。移植医療とは、「かけがえのない」命を救うために、他の命が持っている「かけがえのないもの」を犠牲にする医療である。しかし、他の命ある生物や自然を犠牲にして生きているわれわれは、この移植医療の「犠牲」の構造だけを取り出してきて、それを批判するわけにはいかない。命が持っている「かけがえのなさ」を犠牲にすることがもし罪なのならば、先進国に住むわれわれは全員が同罪なのだ。

島根医大の生体肝移植について、活字となって表面に出ない意見に、次のようなものがある。「どうせ健康に長生きするわけでもないから、やめとけばよかったのに」「あそこまでして延命に執着しなくてもよいのに」「楽に死なせてあげればよいのに」これらの声は、事態を傍観者として眺めるときに出てくる、冷静な判断であろう。そしてこの考え方は、子供に執着するのではなく、子供を楽に死なせてあげることこそが親の愛ではないのかという所まで行き着くだろう。

しかし、これらの声は、移植医療の倫理の問題に向けられているのではなく、移植医療を生み出したわれわれの文明の問題に向けられているのである。そしてそれは、現代文明の持つもう一つの面を明らかにする。すなわち、それらの声は、この世での欲望充足と生の快適さの持続を全面肯定することで発展してきた現代文明の生への執着の構造そのものに向けられているのだ。そして、現代文明を撃つその批判の矢は、現代文明の恩恵にあずかってぬくぬくと生きているわれわれ自身の脚をもまた貫くことになる。

移植医療を考えることで、われわれは「命」にかかわる「倫理」の問題と「文明」の問題に、同時に直面する。「よい」とか「悪い」という倫理の問題とはまた異なった次元で流れる大きな文明の問題に、われわれは気づき始めている。倫理の問題と文明の問題は、異なった次元での解決を要求する。一方の解決は他方の解決を導かない。

移植医療について、特定の立場を離れてある程度突っ込んで考えるときに、われわれを襲う苦汁に満ちたやりきれなさの感情は、恐らくこの点に深くかかわっている。そしてこの問題は、移植騒動が消滅したあとまで、われわれの心の中に長く尾を引いて残りそうである。

（「山形新聞」一九九〇・九・一一夕刊。共同通信社配信）

文庫のためのあとがき

『脳死の人』が出版されてから、はや二年が経過しました。

思い起こせば、一九八八年、東京大学文学部の研究室で、東京書籍の小山康栄氏と寺嶋誠氏に「脳死の入門書のパンフレットを書きましょうか」となにげなく言ったのが、本書誕生のきっかけでした。題名がなかなか決まらず、試行錯誤のすえに、編集部発案の「脳死の人」で行こうと決まったときには、正直言って若干の不安が頭をよぎりました。小説と間違われるかもしれないと思ったからです（『恍惚の人』というのがありましたから）。しかし、そんな不安もどこへやら、本書は脳死に関心をもつ多くの人々に受け入れられ、「脳死の人」ということばを紙面で使用する新聞社も現われるようになりました。

しかし、本書で私が提言したことが、一九九一年の現在、日本の多くの大病院で本格的に実施されているとは思えません。その意味でも、本書が福武文庫の形でさらに多くの読者に提供されることには、大きな意味があると思います。

文庫化にあたって、東京書籍版のものに手を加えることはしませんでした。そのかわり、本書刊行以後に私が新聞紙上に発表した論文三編を付録（増補）として採録することにしました。これらは、本書に書き切れなかったテーマについて問題提起を行なったもので、見知らぬ読者から種々の反響をいただきました。

ここで、本書第4章で述べた「脳死身体の各種利用」についてのその後の情報を簡単に紹介しておきます。本書執筆後に入手した資料によると、一九八一年から一九八二年にかけて、アメリカのテンプル大学において、埋め込み型人工心臓の実験のために、五人の脳死の人（五四歳女性・二六歳男性・二〇歳女性・二三歳男性・一九歳男性）が実験台として利用されています。そのうちの三人は、左の腎臓を移植したあとで、開発中の人工心臓を身体に埋め込む実験の被験者となっています。まさに脳死身体の「多重利用」がなされたわけです。実験を行なったのは、J・コルフという人工心臓研究の権威で、実験結果を報告した論文は一九八四年に発表されています。（Jack kolff et al., The journal of Thoracic and Cardiovascular Surgery 87：825-831, 1984）。その人体実験のあとで、埋め込み型人工心臓は、B・クラークさん（この名前を覚えておられる方も多いでしょう）に、世界ではじめて臨床応用されたのでした。

また、フランスでは、例のミヨー博士の事件を受けて、国家倫理委員会が、一九八八年一一月に「脳死状態の被験者に対する医学的・科学的実験についての見解およびレポート」（Avis & Rapport surL' experimentation Medical et Scientifique sur des Sujet en Etat de Mort Cerebrale, 7 Novembre 1988）を発表しました。その中で、(1)実験利用に対する本人の文書に事前の同意、あるいは(2)家族の同意と地域の倫理委員会の承認がある場合は、脳死身体を実験利用に使用してもさしつかえないことを示唆しています。そして、アミアン予審裁判所は、一九八九年一月一四日、ミヨー博士に免訴判決を下しています。フランスでは、脳死身体の実験利用に、法的な根拠が与えられたと言えそうです。

では、日本は今後どうするのでしょうか。大阪大学の杉本侃教授らの実験に対する法的・倫理的な評価をも含めて、早急に議論を詰めなければなりません。

＊

京都に移り住んで、生命倫理学の最前線からは身を引きました。そして、『生命学への招待』で提唱した「生命学」の構想を少しずつ現実化しようと試み始めています。いま、私の関心は、文化人類学や看護学、サイコセラピーなどにも広がりつつあります。その中間報告として、日本の「いのち」観を文化人類学的かつ哲学的に調査した論文 The Concept of Inochi : a Philosophical Perspective on the Study of Life (Japan Review No. 2, 1991) を発表しましたので、興味のある方は参照してください。

最後に、本書を福武文庫の一員に加える提案をされた、編集部の矢熊晃氏にこころから感謝いたします。

一九九一年二月七日　京都にて

森岡正博

文庫版の解説　「人」の「問題」としての脳死

木村　競

「〜問題」、「〜の問題」という言い方がある。昔なら「公害問題」、今なら「環境問題」、あるいは「老人問題」、「いじめの問題」、「外国人労働者受け入れ問題」、「ゴミ処理問題」等々。もちろん、その事柄が社会的に重要であり、ことさらに問題視する必要があるからこそ、それらについて「〜問題」、「〜の問題」という言い方がされるわけである。

しかし一方、「〜問題」、「〜の問題」と言ったり聞いたりする時、我々はその問題が簡単には解決しないことも承知している。つまり、それらは解決がすぐに見つかるような単純な問題ではないのだ。様々なレベルの様々な要素が複雑に絡み合って成立していて、論じ始めれば次々と新たな問題が湧き出てくる、そのような事柄について我々は「〜問題」という言い方をするのである。

このことを逆に考えれば、「〜問題」と言われるような事柄は、それを丁寧に追いかけて行けば様々なことが見えてくる糸口なのだということを意味している。つまり、「〜問題」と言われるような事柄は、まさに現代の社会のありさまをあらためて考え直すことを我々に提示してくれる「問題」なのである。たとえば、「外国人労働者受け入れ問題」ならば、それは国内の労働力不足に関わる問題である一方、日本経済の発展がアジア諸国との間に大きな経済・所得格差を生み出したがゆえに生じた問題でもある。さらに、受け入れた労働者の社会保障、住宅、子供の教育といった問題を生ぜしめる問題であり、ひいては日本人の人権感覚や差別意識を問い直させる問題でもある。「ゴミ処理問題」にしても、それを考えて行けば流通のあり方から、現代社会の大量消費傾向といった文明論的問題にまで至らざるを得ない。

「脳死」とは、まさにこのような意味で「脳死問題」と呼ばれるべき事柄にほかならない。「脳死」とは単なる医学的な事柄なのではなく、現代の日本社会の姿を映し出す「問題」であるという把握を出発点にしているところに、この『脳死の人』の第一の特徴があるといってよいであろう。森岡氏は、「はしがき」でこの様な姿勢を「第三期」の脳死論の特徴であるとして、次のように言っている。

「脳死を追求してゆくと、そこには現代社会の抱えるさまざまな問題、たとえば現代社会の効率性、現代医療の部分主義、医師の啓蒙観などが、じつにクリアーに見えてきます。」（ivページ）

しかし忘れてはならないのは、「脳死問題」が単なる医学的な事柄ではないということは、別の意味ももっていることである。脳死とは人間の死にほかならない。人間は単に医学的、生物学的に存在しているわけではない。そうである限り、「脳死問題」を論じるということは、どうしても人間存在の全体に関わる包括的な視点をもたざるを得ない。別の言い方をすれば、少しでも脳死について論じれば、それは何がしかの「哲学」、つまり人間についての全体的・包括的な態度決定を含んでいるということである。森岡氏は言う。

「人間の死について医学の枠内だけで議論を進めることは、そもそもできないような構造になっているのです。いくら医学的な側面だけに限定するようなかたちで議論を進めても、そこにはさまざまな哲学が裏口からこっそり入り込んでしまうのです。

人間の死を論じるときに、いくら特別の枠を設けても、議論は必然的にその枠の外へとはみ出してしまいます。それは、『人間の死』というものが本当の意味で包括的であり、決して一つの側面からだけでは語りつくせないことを示しています。」（一二〇ページ）

「脳死とは人と人との関わり方である」という簡潔で明確な定義に、脳死のこのような「問題」性に対して『脳死の人』がとった視点が示されている。『脳死の人』は「人」という言葉を巧みに用いて、脳死が「人間の問題」にほかならないことを浮び上がらせることに成功している。この点に『脳死の人』の脳死論としての第二の特徴がある。

「社会問題にまで至った『脳死』の本質は、脳の中身にあるのではなく、脳死になった人とそれを取り巻く人々との関連性や関わり合いにあるのです。」（一三一ページ）

「『脳の働きの止まった人』を中心とした、このような人と人との人間関係の『場』のことを、私は『脳死』と呼びたいのです。』（九ページ）

しかし、「脳死とは人と人との関わり方である」という視点はこのような哲学的な意味をもつだけではない。この視点こそが、『脳死の人』が他の脳死論にはない具体性、あえて言えば「実際に役立つ脳死論」という性格をもつことを可能にしたのである。ここに、この視点の卓抜さと、脳死論としての『脳死の人』の最大の特徴、価値を見いだすことができる。

すなわち、脳死を単に医学的、法律的に論じるのではなく、社会的、文化的文脈において論じたものは、数多く存在する。死生観といった文化論的視点から論じたもの、あるいは現代社会論としての脳死論も増えてきた。しかし、「脳死問題」とは、医学的、法律的、文化論的、どのような形でにせよ、(森岡氏の言い方を借りれば)「傍観者」的に説明してもらってもしようがない実際的な問題なのである。個々の具体的なケースでは、我々は「当事者」としてどう振舞うべきかを現実に決定しなければならない。「脳死問題」とは、感情や経済的問題や社会的慣習など様々な事柄が絡み合っているこの現場で、我々が「脳死の人」の家族、知人、医師、看護婦等として実際に行なう振舞いを律するための視点の提示を要請している問題なのである。求められているのは、理論的解決でなく、具体的な提案なのだと言ってもよい。

『脳死の人』は、このような「当事者」の具体的な問いかけに応え得る議論を進めることに成功している。そして実際に具体的な提案を行なっている数少ない脳死論ということができるであろう。

すなわち、脳死状態になった人も、あくまで一人の「人」であり、「脳死とは人と人との関わり方である」という視点をとることによって、その「人と人との関わり方」を実際にどうするべきかという具体的な問題の立て方をすることが可能になったのである。このような問題の立て方ができる議論であってはじめて、その脳死論は「当事者」の問いかけに応え得る。すなわち、「脳死の人」を私たちの社会へ迎え入れる際に、家族、医師、看護婦、移植関係者などが共有すべき最低限の礼儀作法」(一八ページ)を作り上げる作業を始めることができるのである。

第2章以降の集中治療室(まずこれを取り上げた着眼の的確さは特筆されるべきである)、臓器移植、脳死身体の「利用」、医療現場（「おまかせ患者」という存在の解釈、「看護婦」の重要さの指摘は特に注目される）といった場面における「人と人との関わり方」の諸相の分析および具体的な提言の個々については、本文を読んでいただくとして、ここではその際の森岡氏の姿勢の特徴を一般的に整理しておこう。

まず第一に目につくのは、たとえば臓器移植の是非について現時点で早急に決定的な結論を下してしまうのではなく、現実の変化に即して問い直しと態度決定の変更を続ける可能性を残した議論を行なっている点である。「脳死問題」を構成する諸要素やそれをとりまく事態はこれからも常に変化していくに違いない。それに応じて「人と人との関わり方」も変わらざるを得ない。その時点その時点で出来るだけ適切な振舞いを追求していくべきだというこの姿勢は、「人」の「問題」を考察する姿勢として望ましいものと言えるであろう。

第二に指摘すべきは、医学的なものを始めとする「技術」の進展が「脳死問題」にどれだけの現実的影響をもたらすかということについての冷静な目である。科学技術およびその進展を一概に善あるいは悪と決めつけることなく、それが「人と人との関わり方」をどう規定するかということを冷静に分析していこうとする態度は、科学・医療技術の進展によって発生した「脳死問題」を論じる際にとりわけ求められる態度と言える。

第三に、専門家の「部分主義」や「啓蒙」的態度に対する批判として打ち出されている「素人」の立場の重視もふれておくべきであろう。「いのち」というような全体的な問題は、部分に分割して扱うことはできず、それについて「生活のうえで直観的にすでに把握している」（一三六ページ）

「素人」の立場から発言し、議論されるべきであるという森岡氏の主張は、書物の性格上十分に展開されているとは言い難く、そのまま全面的に受け入れることはできない。しかし、知の権力性、知の変革の可能性といったことも考え合わせると、この主張は、現代の知のあり方一般の問題へとつながる広がりをもっていると言えるであろう。

　最後に付け加えるならば、「脳死とは人と人との関わり方である」という視点は、「脳死問題」が語の正しい意味での「倫理問題」であることもはっきりと照らしだしている。森岡氏は「男女産み分けや体外受精など、現代医療の最先端の成果は、例外なく倫理問題を引き起こすようになっています」（二三二ページ）と述べているが、冒頭にあげた様々の「問題」も結局のところ「倫理問題」である。現代においては「倫理」という語はほとんど死語と化している。しかし、これまで述べてきたような性格をもつこの『脳死の人』の議論は、倫理ということを現代において論じるとするならば、どのように語られるべきかということに関して、有り得べき一つのモデルを提出することに成功していると言えるのではないか。具体的提言に富んだこの『脳死の人』がぜひ多くの医療の現場で活かされることを望むとともに、このような意味からも文庫となった『脳死の人』が多くの人に読まれることを期待したい。

（きむら　きそう・哲学）

●決定版の増補

移植前夜、循環器病センターでの講演

まず、今日ここに私をお招きくださいましたみなさまに感謝いたします。私は一九八〇年代の半ばから九〇年代初頭にかけまして、脳死臓器移植について発言をしてまいりました。自分でそういうふうに言った覚えはないのですが、いわゆる「慎重派」と位置づけられております。現在もおそらくそのように見られているのではないかと思うのですが、そのような私をこのような記念式典にお招きくださり、それればかりではなく意見まで述べる機会を与えられました。循環器病センターの度量に敬意を抱く次第でございます。

私は、特になにかの専門家というわけではありません。脳死臓器移植問題や、医療問題一般について発言する機会が多かったのですが、私は医療の専門家ではありません。立場としては、「素人」というのがいちばん近いのではないかと思っています。医療に関して言えば、たぶん「患者」というのがいちばん近いのではないでしょうか。私はけっこう身体が弱くて、去年までは、年に数回は倒れていました。重病ではないのですが、働きすぎるとすぐに倒れてしまうのですね。倒れて、そのまま一週間くらい寝込んだままになって、絶食などもいたします。循環器ではなく、胃腸の病気だと思います。ですから、なにか専門があるとすれば、病気にかかるというのが私の専門かもしれません。ですから、今日は、生命倫理や脳死臓器移植問題に一〇年ほど関わってきた者としてというよりも、むしろよく病気になって病院にかかることの多い人間の視点からしゃべっていきたいと思います。

臓器移植法が一九九七年一〇月に施行されて、この循環器病センターもこれから心臓移植を行なってゆかれることと思います。私はいまからいささか厳しいことを申し上げます。今日は、移植にたずさわってこられた偉い先生方が多数お集まりで、こんな式典の場でこのような話をするのは失礼に当たるであろうことは承知しているのですが、私の心のなかでひっかかっているものを、率直にしゃべっていきたいのです。

いまの私の心境はと申しますと、脳死からの臓器移植を再開するに当たっては、「きちんとやっていただきたい」、その一言につきます。私は脳死臓器移植を妨害することはいままで行なってきませんでした。しかし同時に、脳死臓器移植は人類を救うすばらしい医療で何の問題もないと言い切ることもできない。ですから、それぞれの方が、非常に長かったいままでの議論の成果から多くのことを学んで、そのうえでみんなが納得する形で移植を再開してほしいとほんとうに思います。循環器病センターのみなさまが、今後どのような形で移植を再開されていくのか、そしてどのような手続きをふんでゆくのか、そのあたりを外側からきっちりと見させていただきたいと思いますし、何か言うべきことがありましたら、これからも発言を続けていきたいと思っています。

私は慎重派に位置づけられてきました。では、慎重派とはどういう立場なのかと言いますと、臓器移植がもたらすよい面を見ていくと同時に、それが引き起こすかもしれない危険な面もまたきちんと見ていこうという立場のことです。いつも、ものごとの両面を慎重に見ていくわけですね。だから「慎重派」なのです。そもそも、臓器移植はいいことずくめで一〇〇%よいことばかりだと言う人はそれほど多くありません。逆に、臓器移植にはまったくいいことはなくて、百害あって一利なしだと言いきる人もまたそれほど多くないでしょう。多くの人々は、この両極端の中間にいるのですね。これは、臓器移植だけではなく、今日の医療全般に言えることだと思うのですが、医療は我々に快適さや長い寿命などをもたらしてきたわけですが、同時に、たくさんの人々に薬害や医療過誤などによって苦しい思いをさせてきたという歴史も厳然としてあるわけです。医療はつねに、光の面と影の面をもっている。ですから、医療の光の面と影の面をしっかりと見極めた上で、なるべく多くの人が納得し、これでよかったんだと思えるように医療を進めてゆくことが大事なのです。そして、医療の世界の内側にいる専門家だけではなく、医療の外側にいて医療に関心を持って見ている人々をも含めて、幅広い対話を繰り返しながら医療の進路を見定めてゆくことが、二一世紀に向けてどうしても必要だと私は思うのです。

　脳死からの臓器移植には、二つの面があります。ひとつは、移植によってしか助からない人々、あるいは移植をしたほうが格段に健康になるような人々の役に立つという面です。これは、移植医療がもたらしたすばらしい成果ですし、心臓移植を受けて登山までできるようになったケースなどは、誰もそれを否定することはできないでしょう。しかしながら、それをもって手放しで移植に賛成することはどうしてもできない。移植は、影の面をたくさんもっております。直観的に言っていちばん大きいのは、脳死からの移植が、他人の死を前提とする医療だという点です。さらに言えば、それは他人の死を「待ち望む」医療でもあるということです。アメリカの移植センターの近くのホテルで待機している患者さんは、夜中に救急車の音が聞こえたときに、ひょっとしたら自分の番かもしれないと思ってしまうことがある。移植とは、そういう本質を持っているのです。このような二つの面があるということを、きっちりと見据えてゆくことがどうしても必要です。

脳死臓器移植の議論というのは、八〇年代半ばから始まりましたが、最初のうちは賛成派と反対派に分かれて、それはもう不毛な議論を繰り返しておりました。賛成派の人たちは移植の光の面しか言わない。反対派の人たちは影の面しか言わない。とても不毛でした。でも、そういう二項対立の時代は、ベルリンの壁崩壊によって終わったはずです。移植を再開してゆくみなさまも、もうこういう二項対立の議論からは脱出して、つねに物事の両面を見たうえで対話を続けていくようにしていただきたい。

さらに言いますと、みなさまひとりひとりが、移植の光の面と影の面をきっちりと認識し、様々な人々の意見を率直に聞いて、正すべきところは正してゆくという姿勢でこれからやっていくのだということが、もし国民に伝われば、いま問題の「医療不信」というものは徐々に解消されてゆくと私は思っています。実は、これが今日の話の結論なのです。またあとで、この点に戻ってきましょう。実は、医療の外側にいますと、たとえば臓器移植を推進されようとしている方々が、みずからの医療をどんなふうに見ているのかということが、非常に伝わってきにくいのです。なぜかと言いますと、我々は臓器移植などについての情報を、テレビや、本や、講演会などで知るわけですが、しかしそこには、みなさんの「建前のことば」ばかりがならんでいるという印象を強く受けるからなのです。曰く、「臓器移植は人類愛に基づいた医療である」「臓器移植は二一世紀をリードする医療である」「多くの人々の命が助かる夢の医療である」等々。もちろん、それらのことは分かるのだけれども、推進している人たちがそれしか言わないという姿を外側から見ていると、一般の人たちは、ほんとうにそれだけなのだろうか、裏にはなにかあるのではないのかと勘ぐってしまいます。

ちょうど、国会答弁みたいなんですよ。うわべだけのことばがならんでいる。このひとたち、ほんとうは何を考えているのだろうという疑問がわいてくる。みなさんがほんとうに考えていることが、こちらにはまったく伝わってこないのです。これは、情報公開という大事なテーマにつながってきますので、もう少し考えてみます。

たとえば、ここにおられるお医者さん、看護婦さん、それぞれみなさんひとりひとりが、難しいケースに直面して悩みを抱えておられたり、人間的な葛藤を抱えていたり、それぞれの持ち場で模索されたりしていると思うんですよ。患者さんとも、いろんな人間くさい交流があるはずなんですね。ですが、病院の外にいる我々には、なかなかそのあたりのことが伝わってこない。「患者さんを救うために日々邁進している」とか言われても、実際のリアリティが伝わってこない。

医療においても情報公開が大切だと言われています。がん告知をきちんと行なったり、治療に関する情報を患者に提供することはとても大事なことです。インフォームド・コンセントも情報公開なしには成立しません。しかし、それだけではなくて、もっと別の意味の情報公開もやっていくべきじゃないかということです。たとえば、現場で医療にたずさわっている方々は、いったいほんとうは何を考えながら仕事をしているのか。どんな悩みをもっているのか。人間には表も裏もあるわけで、建前の裏にはどんな本音が隠されているのか。自分たちの医療技術をほんとうに信頼しているのか。そういうことを、何かの形でもっと一般の人々に見せていっていいと思うのですよ。もちろん、本音を出したり、悩みを出すということは、できればやりたくないことでしょう。でも、本音や悩みを表に出していくことで、「ああ、お医者さんもまた、自分たちと同じひとりの人間なんだ」ということに、人々が気づくかもしれない。「我々と同じ悩みを抱えながら医療をやっているんだ」「そういう本音と建前のぶつかり合いのなかから出てきた治療方針だったんだ」、そういうことにはじめて気づくかもしれない。それが、とても大事なことだと思うのです。

そういう意味での情報公開をやりながら、同時に、一般の人々がいったいどういう点で現代医療に違和感をいだいているのかを、お医者さんの側からも探っていってほしい。お互いに情報公開しながら、双方向に分かりあってゆくことが、やはりいちばん大事なのです。

患者さんたちは、お医者さんを前にすると、自分のほんとうに言いたいことが言えなくなります。思わずことばを飲み込んでしまう。感情を押し殺したり、偽ったりしてしまう。なぜかというと、そこにどうしようもない権力関係があるからです。病気を持った側の人間は、ぜったいに弱いですよ。でも、患者さんたちの、そういう声なき声のようなものは、ほとんど医師には伝わりません。私も医師たちと、生命倫理などの関係で長くつきあってきておりますが、こういう患者さんの気持ちが分かっていない医師というのが、たくさんおります。唖然とすることすらあります。たとえば、私は大学教師をしていて、他人を批判することは朝飯前の人間なのですが、そんな私でさえ、自分が病気になって医師の前に行ったときには、その医師の治療内容に疑問を直接投げかけることができませんでした。それが、患者にとってどのくらいのプレッシャーになるのか、おわかりですか？

そのあたりのことに、想像力をもっと働かせて、自分たちの問題として考えていくことからしか、医療不信は解消されません。

先進国のなかで、日本は脳死からの臓器移植の再開が遅れました。その理由については、様々に論じられてきました。初期の段階でよく言われたのは、日本文化は独特であるから、脳死は認められないし、臓器移植もなされないのだということでした。日本文化は独自の生命観や遺体観をもっているので、脳死臓器移植が進まないのだと言われました。その後、それを裏付けるために、生命観や倫理観についての国際的な比較調査が始まっているのですが、意外なことに、生命観などについての有意な差異はまだ見つかっておりません。もちろん、まだアンケート調査の段階ですから、最終的な結論が出たわけではありませんが、どうもそのような差ははっきりとは出てこない。

私の直観で言いますと、日本で脳死からの移植が遅れたのは、日本独特の生命観のせいではないんじゃないか。そう思うのです。もちろんこの仮説は検証も反証もされていません。まさに、仮説の段階です。たとえば、梅原猛さんは、日本には独特の生命観があるので、日本人は脳死を認めないし、臓器移植にも抵抗があるのだと言ってきました。彼はその根拠を、仏典だとか、日本思想の過去の文献にもとめているわけです。でも、これは、学問的方法としてはかなり危ない。昔の書物に書かれていることを、いまの我々も共有している保証はまったくないからです。

では、現時点での調査ではどうかというと、日本では八〇年代から脳死臓器移植に関するアンケート調査が繰り返し行なわれています。それを見てみると、日本では、脳死を人の死だと思う人がいちばん多いわけです。これはもう、はっきりとしております。何回調査しても、脳死を人の死だと思う人がいちばん多い。もし、アンケート調査というものが信頼に足るものだとすれば、日本人は独特な生命観があるので脳死には反対するという考え方は、一連の調査によって反証されてしまうのです。つまり、日本人にいちばん多いのは、脳死を人の死だと思う人たちであるわけで、日本人の多くはすでに立派に脳死を受容しているということです。

このようなわけで、私は、日本文化のせいで移植が遅れたという意見は間違っているのではないかと思うのです。では、移植が遅れたほんとうの理由は何なのでしょうか。

私の考えでは、その理由は、一般市民とメディアのなかに根強くある「医師への不信感」だと思います。そのせいで、移植がここまで遅れたのだと思うのです。たとえば、先ほど例に出した国際調査でも、「医師への不信感」の項目では、日本人は他の国々に比べて、とても高い数値が出ます。もちろん、他の国にも医師への不信感というのはあるのですが、日本の場合は、それらに比べてもかなり高い。これは、重要な点です。つまり、文化や生命観の差はあまり出ないのに、医師への不信感の差は優位な差が出てしまう。この調査結果は、生命倫理の問題にかかわってきた私の感触とも合致します。というのも、一般の人々にインタビューしておりますと、「医師への不信感」というのが、ほんとうによく表明されるからです。

脳死や臓器移植にかんする「医師への不信感」ということで言えば、だいたい次のような二つの感情があるのではないかと、私は考えています。

まず最初の点ですが、脳死の判定は集中治療室という密室の中で、もっぱら医師によって行なわれます。そのときに、「密室の中で医師に死の判定をまかせたりすると何をされるか分からない」という感情が起きてくるのですね。もちろん、こんなことは、アンケート調査をやったって出てきません。でも、そういう建前の場所ではなくて、たとえばふつうの人たちとお酒を飲んでいたりして、話が脳死判定のことになったりすると、たちまちこのような意見が彼らから出てくるのです。私はつい最近まで、大学院生だとか助手のような、学問的世界ではステイタスの低い位置にいましたから、酒の席のような気のゆるむ場所では、けっこうそういうことばを聞きました。だから、こういう感情が、人々のこころの底にわだかまっているのは、まちがいありません。

この感情を、最近増幅させてしまったのが、薬害エイズの問題だったと思います。薬害エイズ事件のときの、医師たちの姿や、隠蔽工作の様子をテレビなどで目の当たりにしたとき、我々は「やっぱりそうだ。みんなでぐるになって隠していたんじゃないか」と思いました。血友病治療に関わっていた医師だけの問題としてではなくて、日本の医療全体が多かれ少なかれ抱えている問題として、我々は認識してしまった。そして、「医師は、我々の知らないところで何をするのか分からない」という感情を補強したと思うのです。

二番目の点ですが、これもまた医師への不信感の根底にあるものです。これは、ここにおられるみなさんにとってはカチンとくることかもしれませんが、ご容赦ください。それは、「医師というのは、新しい技術を試したくてうずうずしているにちがいない」という感情です。もちろん、一般の方が、研究や臨床の現場のことを知っているわけではありません。でも、彼らは、いろんな情報源から、そのような話を仕入れています。たとえば、自分の身内が病院に入院したときにこんなことをされてしまったとか、あそこではあんなことを患者にためしているとか、そういう情報が人づてに巡ってきます。そして、そういう話を聞いたときに、「ウソだろう」という思いよりも先に、「そういうことはあるかもしれない」という思いが出てくるのです。

たとえば、私の知人が東京のある大学病院に入院したときに、本人へのインフォームド・コンセントなしに、意に反する人体実験的な手術をされてしまったことがありました。もちろん現場では微妙な医学的判断があったのだとは思いますが、少なくとも本人は、意に反した実験をされてしまったという理解をしていましたし、その大学病院はそういう噂が前からあったところでもありました。そのような話は、私の記憶にもずっと残っております。それが、ある種の感情を醸成してゆくわけです。

庶民のなかには、「医師というのは、新しい技術を試したくてうずうずしているにちがいない」という感情が、事実としてあります。もちろん、そういうのは誤解だし、素人の偏見だと声高に語っていくのもひとつの方法かもしれません。でも、もっと大事なのは、なぜ彼らがそういう感情をこころの底に持ち続けてしまっているのかを冷静に考えてゆくことではないでしょうか。たとえ、彼らの感情を不当なものだとみなさんが思ったとしても、でも彼らがそういう感情を持っているということ自体は事実であるわけです。ですから、彼らがもっているだろうそのような感情を、どうすれば解きほぐしてゆけるのかを、みなさんが主体的に考えてゆくこと、それがもっとも大切なことです。そしてそれこそが、医師への不信を解消するいちばんの近道です。そして、臓器移植再開への道筋のなかで、みなさんがそのあたりのことを真剣に考え、日々の実践のなかで医師への不信感を解消するように努力すること、そこにしかもう希望は残されていないと私は思うのです。これから高齢社会を迎えるなかで、日本の医療が国民からの信頼を受けながら進んでいけるのかどうか。そういう正念場にさしかかっています。循環器病センターでの心臓移植再開のプロセスが、日本の医療の今後を占う正念場であるという自覚をしていただきたいのです。

医師への不信感について語ってまいりました。お聞きになったみなさまは、そんな根拠のないこと、事実に反することを言ってもらっては困ると思っておられるかもしれません。しかしながら、かなり多くの日本人が、このような不信感をもっていることそれ自体は、事実なのであります。あるいは、こう思われる方もおられるでしょう「そういう誤った情報をみんなが信じているのは、マスコミに踊らされているからだ。だから、これからは、医師はそんなひどいことなんかしていないという事実を、正しく市民に啓蒙していく必要がある」。

しかしながら、そういう戦略は、もはやこの成熟した情報社会である日本においては通用しないでしょう。市民は、そういう言い方で「啓蒙」されるほど真っ直ぐなこころはもっておりません。「君たちの考え方は間違っているから、我々が啓蒙してあげよう」という言い方が、実はいちばん反感を買うというような段階の成熟社会に、いまの日本は到達しています。これはぜひみなさんの肝に銘じていただきたいのですが、若い世代は、情報はつねに操作され作られているという実感をふつうにもっています。私の世代以下の人間は、もう物心ついたときからテレビがあります。テレビで流される情報が、いかに作られたものでしかないか、やらせがどのくらいあるのか、そういうことを知り抜いています。国会答弁でいくら議員が頭を下げて説明したとしても、それが建前だけでしかないということは大前提です。学校に行ったとしても、学校の校長がしゃべることなどは、建前だけでしかない、本音は全然別のところにあるということを、すでに知り抜いている。いじめで自殺者がでたときに、「うちの学校にはいじめはなかった」と記者会見する校長の姿というのを、いやというほど見ているわけです。

そういう人たちに向かって、「医師はいつも患者のことだけを考えて、人類愛で医療をしている」などという建前や、単なる理念だけを繰り返しても、彼らのこころにはまったく届きません。彼らは、そのようなことばを、テレビの国会答弁と二重写しにして聞くことでしょう。そういう意味で、日本がすでに成熟した情報社会に入っているということを、肝に銘じておかなくてはならない。建前を繰り返しただけでは、もう信頼回復はできないというところにまで追い込まれているのだという自覚が、どうしても必要なのです。

一九九七年一一月に関西の読売テレビのニューススクランブルで、臓器移植についての特集を一週間続けてやりました。その初日に私もスタジオ出演して意見を述べましたが、そのときに、六八年の和田移植の和田寿郎元札幌医科大学教授のインタビュー映像がありました。これは、読売系列の北海道のテレビ局が九七年夏に取材したもののようですが、なかなかすごかったですよ。和田さんは、そのビデオのなかで、「こんないい手術はしたことがない。役に立ってよかったし、両方に喜んでもらってよかった」「わしは死ということを決めて、みんなも同意した。ぜんぶクリアーです」と断言していました。みなさんご存じのように、和田移植は、脳死判定への疑問や、移植患者の適応など、様々な疑惑が出されて大きな社会問題となり、そこをうやむやにしたまま放置したので、その後の移植がずっとストップしたままになったという大事件でした。もし、和田移植に対してクリアーな対処を医学界がしていたら、臓器移植がこれほどまでに遅れることはなかっただろうと言われているわけです。そのくらい大きなトラウマを、和田移植は日本の医療の歴史に残してきたわけです。その当事者が、脳死臓器移植が再開されるであろう九七年という年に、このようなことを平然とテレビの前で言うとはどういうことか。

和田教授は、その後も胸部外科学会の大物でしたし、国際的にも活躍していましたね。みなさんのいわばボスに当たる人ですよ。でも、私も、そしてテレビを見ていた多くの人も、医療の学界にはなんの利害関係もないのです。私は、ここでいくら和田先生のことを批判しても、痛くもかゆくもないのですよ。同じように、テレビを見ている人たちも、和田先生について何を言っても、何を感じても、痛くもかゆくもありません。そういう部外者の一般人があの映像を見たときに何を感じるかというと、「あの人は、いまだに自己正当化ばっかりしている」と思うわけですよ。自分のやったことは、正しく、すばらしく、何の問題もなかったと、そればかりを繰り返している。夜のニュース番組でしたから、視聴率は高かったと思いますが、視聴者はそういう印象をもったでしょう。テレビというのは怖いメディアで、あの映像を見ると、和田さんが本気でそういうことを言っているのが、手に取るように分かります。いまだに、自分が正しかったと、それればかりを言っている。その言い方も、とても傲慢です。

テレビで見ていると、ああ、この人、本気でこういうことを言ってるんだと分かってしまう。このあたりのことが、とても大きいわけです。これを見た視聴者の多くは、また医師への不信感をつのらせたかもしれません。「やっぱり、医者というのは……」と思ったかもしれません。こういうところで、医師への不信感というのは、たえず再生産されてゆくのです。一般の人々のなかにある医師への不信感がなかなか解消されないのは、こういうところで日々新たに不信感が再生産されているからなのです。

たとえば、そのテレビで、私は和田先生のお話はおかしいと言い、そして医師にはもっと謙虚になってほしいと言いました。その番組は生放送だったわけですが、終わった直後に電話がかかってきて、ディレクターが受けました。その方は、大阪在住の医師だと名乗ったうえで、「ようするにあんたのところの局は、移植反対なのか」と問いつめたそうです。思うんですが、どうしてそういう言い方しかできないんでしょうか。たしかにいろんな問題があるかもしれないが、でも、移植によってこのようなメリットがあるではないか、そこをきちんと検討してほしいというような言い方だったら、喜んでお聞きするわけです。そういう建設的な問いかけならば、大歓迎なのです。でも、そうではなくて、「私は医師だが、ようするにあんたのところは移植反対なのか」と言ってくるという、そのなかに傲慢さを感じます。庶民というのは、そういう傲慢さにはとても敏感です。すごく敏感です。もちろん、そういう傲慢さを感じたとしても、その場ではなにも反論しませんよ。だって、反論したって、押さえつけられるだけだから、力のある人に向かってはその場では何も言いません。だから、そういう傲慢さを身につけた人たちは、傲慢な言い方をすれば一般人は黙るというふうに思っているんでしょうね。こういうのを日本語では恫喝と言いますが。でも、言われた方は、どういう感じをもちますか。その傲慢さのなかに、そして傲慢さで押し切られたことに対して、大きな不信感をもつでしょうし、以前からある不信感をさらに増幅させてしまうことでしょう。ここでもまた不信感は再生産されてゆくのです。

「朝日新聞」の九七年九月九日の論壇欄に、臓器移植についての論文が掲載されていました。執筆者は、東京女子医大の小柳仁先生、自治医科大学の窪田達也先生、そしてここにおられますけれども、元循環器病センター総長の川島康生先生のお三方です。このなかの、小柳先生の論文は、私たちの生命倫理の研究会で金沢大学法学部の青野透先生が紹介されたのですが、たいへん受けました。みなさまに、こういうことはフィードバックされていないと思いますので、ご紹介しますが、まず小柳先生はこのように書かれています。

「臓器移植は知識、技術に加え医療レベル全体の高さが要求され、当該施設そのものの機能、清潔度とモラルが必要となる。長い間現場を持たず、しかし、理想に燃えて研さんに努めてきた日本の移植外科医は、欧米先進国の外科医以上に知的鍛錬と学習を繰り返し、また、透徹した倫理観を有しており、私共の世代が本邦の脳死臓器移植の実施者となることには必然性と妥当性があると確信している。」

この記事のどこが受けたかと言いますと、「透徹した倫理観を有しており」というところです。翌週の「朝日新聞」に、次のような記事が載りました。「名大医学部教授を逮捕　二〇〇万円分収賄容疑」。この方は、村瀬さんという教授で、収賄容疑をほぼ認めている。記事には、続けて次のように書いてある。「村瀬教授は、東海地方の臓器移植の中心人物で、九二年から移植グループを作り、心臓移植の準備をしている」。これは、ほんとにブラックユーモアですね。小柳先生が言われた「透徹した倫理観」というのは、いったいどこへいったのでしょうか。とてもしらじらしい気分になります。

それから半月後の九月二九日「朝日新聞」には、どういう記事があったかというと、「売買腎移植　東大講師に謝礼　あっせん業者から二三〇万円」ということなのですね。東大医学部の講師が、バングラデシュでの売買腎に関与したのです。こういう事件が続発するという事実を考えあわせてみると、小柳先生が断言していた、日本の移植医は「透徹した倫理観」を有しているというのは、いったいどういうことだったんだろうという疑問が出てこざるを得ないわけです。さらに言えば、こういうことがあるにもかかわらず、日本の移植医は透徹した倫理観を有していると臆面もなく書くことができるという、その精神構造を知りたくなるのです。庶民を甘く見すぎているのではないかとさえ、思ったりするのです。

千里救命救急センターで脳死患者が出て、心臓が止まってから摘出して九州大学で移植したことがありました。当初は、残された家族からインフォームド・コンセントを得たと記者会見をしていたわけですけれども、その後の取材でわかったことは、少なくとも脳死になった患者さんの母親は、臓器や角膜を取られてこんな姿になって帰ってくるなんて思ってもいなかったということです。そして自分が電話で「なんなりとして」とあいまいな返事をしたことを悔やんでいたのです。つまり、医師たちはインフォームド・コンセントがきちんと取れたと言っているにもかかわらず、同意を与えたはずの母親はそのあとで移植のことを激しく後悔しているわけです。このようなディスコミュニケーションが直後に起きるということは、そこにきちんとしたインフォームド・コンセントなど成立していなかったことを物語っています。

以上のようなことを考えあわせてみると、いまの日本の移植のシステムや、担当する医師たちの姿勢そのものに、大きな問題があると言わざるをえないのです。「問題はすべて解決された。いまや機は熟した。あとはやるだけだ」というのはウソであるとしか、私には考えようがありません。

だから、「技術的にもモラルの面でも、もう万全である」というようなウソを一般市民に対して言うのではなくて、「たしかにしかじかの問題があるのだが、それはこういうふうにして今後解決してゆくつもりである、そのためにこういう努力を行なっている」ということを、きっちりと情報公開してゆくことこそが大事なのです。「我々は完全だ」といくら繰り返しても、それは庶民のこころには届きません。逆に、医療不信は増大するばかりだと私は思います。

もちろん、庶民はみんなどこかで悪いことをしているし、悪をいっぱいかかえているわけですよ。モラルに反することも、法に触れることもたくさんしているわけです。そういうものをかかえながらも、社会のルールのなかでなんとかやっていこうとしている。だから、移植を進めようとするお医者さんが個々に悪いことをしたり、モラルに反するようなことをする人間であったりしたとしても、そのこと自体を庶民は糾弾しません。

庶民がカチンとくるのは、そして不信感をつのらせるのは、モラルに反することをしておきながら「我々はモラルには反していないのだ」と強弁する、その自己欺瞞を見たときなのですよ。悪いことをしたときには「悪いことをした」ときっちりと言うこと、問題点があるときには「問題点がある」ときっちりと述べること。どうして、そういう当たり前のことができないんですか。そこを認めたうえで、その問題点が人々のいのちの危険へと広がっていかないためにこのような手を打ってあるとか、こういうシステムを組み込んであるとか、ここを改善するために日々努力しているとか、そういうことを説明していけばいいのです。こういう形の情報公開を地道に続けてゆく、そしてみんなに分かってもらう、もうそれしか道は残されていないのですよ。

もうロッキード事件の時代から、「私はなにもやっておりません、私は何も知りませんでした」というのを繰り返し我々は聞いてきているわけです。それを聞いて、「ああそうか、何もやっていなかったんだ。かわいそうだな」と思う人は、もうほとんどいないわけです。同じように、「移植医は透徹した倫理観を有し」と言われたって、ああそうか、すばらしい先生ばかりなんだとは、もう思わないわけです。

自分たちのもっている弱さとか、悪いところとか、失敗するかもしれないところとかを、相手にさらしてゆくこと、それが必要だと思うのですよ。自分たちも弱い面をもっているのだ、自分たちも間違いをするかもしれないのだということを他人にさらすことによってしか、「信頼関係」は生まれません。医師のみなさん、ここは大事な点ですよ。「私は完璧だ。私は聖人君子だ」といくら言ったとしても、その人はけっして信頼されません。そうではないのですよ。

そうではなくて、自分たちは完全ではない、悪もいっぱいもっている、間違いもする。その点で私とあなたは同じである。だけれども、私はそのことをあなたに包み隠さずに言う。そして、専門家として間違いを犯しそうになったときには、こういうふうにしてそれを回避するように考えているのだ。こういうことが相手に実感をもって伝わったときに、はじめて、信頼感というのは生まれてくるのです。あるいは不信感というものが徐々に消えてゆくのです。

こういうふうに素人に向かって言うのは、医師にとってはきついことかもしれません。自分が間違っているかもしれないとか、自分が失敗するかもしれないというのは、受験競争で医学部にまで勝ち抜いてきて、まわりから「先生、先生」とあがめられ、そうやっていつも何かの頂点に座っていたいみなさんにとっては、とても屈辱的なことかもしれません。でも、医師がまずそこから降りてくることなしには、この不信感というものはけっしてなくならないと思うのです。

さて、具体的な臓器移植の生命倫理問題に話を進めますと、問題が起きるのは移植手術を受ける場面というよりも、脳死の人から臓器を摘出する場面においてです。具体的には、臓器摘出のときに、本人の意思がきちんと確認されているか、家族へのインフォームド・コンセントがきちんと取れているのかというのが、まずいちばん大きい。そして、脳死判定と臓器摘出の現場において、家族による脳死の人の看取りと死の受容がきちんとサポートされているのか。言い換えれば、移植を急ぐあまり、家族の思いが無視されたり、別れの時間というものが軽視されたりしないか。この問題が次に大きい。

ここにいらっしゃるみなさまは、移植手術の担当なのですから、臓器摘出側のことは他人事なのかもしれません。だけれども、移植というのは、脳蘇生、脳死判定、臓器摘出、臓器搬送、移植手術という一連のつながりあった出来事なのですから、システム全体がうまく機能しないとだめなわけです。物理的な手続きだけが機能するのではなくて、関係者の人権や、当事者たちのこころのケアまで含めて機能しないといけません。救急と移植では、医療の縦割りのなかでは部局が違うから口を出さないでおこうというのではなくて、救急の現場や、集中治療室で起きていることもまた自分たちとつながっているのだという自覚を持って、言うべきことは言い、提言すべきことは提言していただきたいと思います。

臓器摘出の現場で、具体的に問題になってくるのは、脳死になった本人の事前の意思がはっきりと分からない場合に、その家族はなかなか移植に同意されないという点です。たとえば、アメリカでも、家族がNOという場合が多いのです。NHKで放映された「臓器移植法案・いま何が問われているのか」(一九九四年)によれば、アメリカでも脳死になった人の家族の約三分の二は移植に反対するらしい。日本でも、脳死になった家族の治療続行をのぞむ人がきわめて多い。ということは、家族にとってみれば、脳死の人というのは死んだモノではない。洋の東西を問わず、多くの家族たちは脳死になった自分の肉親のことを死んだ物体だとは思っていない。家族はそういうリアリティを生きているわけです。

ですから、まず、家族の多くがそういうリアリティを生きているということを、医療従事者は尊重すべきだと思うのです。もちろん、世の中には様々なリアリティをもっている方がおられます。脳死になったら物体だというリアリティで生きている方もおられますし、そう思ってない方もおられます。大学の授業で、脳死についてのディスカッションをしてみると、脳死になった他人は物体だというリアリティを持っている学生もいるし、まだ生きているとしか思えないという学生もいます。そして、ゼミのテーマとして考えているときと、実際に自分の肉親が脳死状態になったときでは、また全然感じ方は違うはずです。

実際に家族が脳死になってみると、死んだとは思えなかったと言う学生もいます。家族を脳死で亡くされた方だけをサンプルにしてアンケート調査をすると、どういうことになるのでしょうか。とても興味があります。

とくに、自分の子どもさんを脳死を経て亡くされた方々にお話を伺ってみますと、脳死になった自分の子どもは死んでいるとはとても思えなかったと言われます。そのようなリアリティをもつ人たちがいるということを前提として考え、もしそのような人たちが、脳死の人の温かい身体を看取って過ごしたいと希望するなら、移植よりも前にそのような希望をかなえ、保障してゆく、そういう雰囲気と体制が組まれていることが、臓器摘出の前提条件だと思います。

もし、すべての臓器摘出の現場でそういう雰囲気と体制ができあがったとするならば、死を十分看取って納得したから本人の希望通り臓器をお役に立ててくださいという方も出てくるでしょう。このあたりのことをきちんとしてから、はじめて、移植への道はスタートするべきです。

こういうことを『脳死の人』出版のときから言い続けてきましたが、「そんなことを言っていたら移植用の臓器の数が減るじゃないか」と反論されてしまうのです。ですが、そのような看取りの場の確保のためにほんとうに移植用の臓器の数が減るのならば、それはそれで仕方がないことであると私は思っております。少々臓器の数が減ったとしても、まずは少ない事例から、みんなが納得する形できちんと行なっていくこと。そこからしか道は開けません。千里救命救急センターみたいなのはだめですよ、絶対。これから心臓・肝臓移植が再開されていくわけですけれども、限定した施設できっちりと情報公開してみんなが納得する形で慎重にやってゆく。そして、臓器を提供した家族の方々も、ほんとうによかったと思えるような、そういう成功事例を少しずつ積み上げてゆく。そういうよい事例が積み上がっていくうちに、「ああ、じゃあ私もドナーカードに署名してもいいかな」と思う人が増えてくる。あるいは家族の方も、「私は違う生命観をもっているけれど、本人は移植に賛成だったので、イエスと言いましょう」というふうに徐々になってくるのではないでしょうか。

「臓器不足だ、どうすれば臓器が集まるだろう、そうだドナーカードをばらまいて啓蒙しなきゃ」というような発想をするのではなく、再開される数少ない事例を、どこの施設であってもみんなが納得する形で成功させて、もしミスがあれば情報公開したうえできっちりと反省して、そうやって慎重にみんなの意見を聞きながらやっていくうちに、臓器移植に対する国民の理解というものが徐々に得られてゆくはずです。そして、そのことをとおして、医師への不信もまた徐々に解消されるようになる。

医師のなかには、「われわれはちゃんとやっているのに、メディアが細かいことばかり書き立てるものだから医師への不信感が広がってゆく」とおっしゃる方もおられますが、それは物事の一面でしかない。和田移植、薬害エイズをはじめとする大不祥事の連続があるわけです。それを反省して、二度と繰り返さないようにするにはどうすればいいのかを、まず、医療界として、自分自身で苦しみもがきながら考え抜いてほしい。そして、そのような医療不信を解消するためにも、これからの脳死移植のプロセスを、納得ゆくものにしてほしい。そう思います。

我々も完全ではないのだから、みんなの意見はきちんと聞くし、改めるべきところは改める、情報公開をして国民に謙虚に問いかけてゆく。そういうことを通して医療不信を解消していってほしいです。

我々は、移植医療にだけ不信感をいだいているのではありません。医療一般に対して不信感をいだいているのです。だから、薬害エイズのことなどを対岸の火事だと考えているとすれば、それは認識が甘いと思います。臓器移植というものを通して、医療全体がどういう方向に進まないといけないのかをつねに考えていただきたい。

今年（一九九七年）成立した臓器移植法を、移植禁止法だと言う方々がおられます。ここにおられる川島康生先生もさきほどの「朝日新聞」の論文のなかで「臓器移植禁止法ではないかと酷評されながらも……」と書いておられます。ですが、こういう言い方こそが、いちばん非建設的な言い方なのですよ。やめていただきたいです。少ないかもしれない事例から、みんなが納得する形で開いていこうとしているわけですから、「臓器移植禁止法」という表現は、前向きな人々の神経を逆なでするだけです。誠実さとか、謙虚さがまったく感じられないことばですね。

もうひとつ、「臓器不足」ということばがあります。このことばもひっかかります。臓器不足というのは、食糧不足だとか、部品不足というような言い方ですよね。つまり、臓器を単なる「資源」として見ていることばなのです。でも、多くの家族の思いとしては、部品や資源としての臓器の摘出に同意するということではないわけでしょう。そこにまだいのちが部分的に宿っているかもしれない、そういう身体の一部をさしあげるという思いのはずです。このあたりのことを考えていただきたいのです。

いろいろきびしいことや、無礼なことも申しましたが、私の話の中心的なメッセージをみなさまはきっとご理解されたことと思います。これを機会に、医療の現場を見つめ直し、そして医療が外部からいつも観察されているということを自覚しながら、医療不信を解消する方向へと改革を進めていっていただきたいと思うのです。

（一九九七年一一月八日　国立循環器病センター創立二〇周年記念講演）

子どもにもドナーカードによるイエス、ノーの意思表示の道を

―三年目を迎えた臓器移植法―

脳死の人からの臓器移植が、昨年（一九九九年）再開され、四例の脳死移植が行なわれた。関係者のあいだでは、現行の臓器移植法を改正し、条件をゆるめて、移植用の臓器がもっとたくさん出るようにするべきだという意見が語られるようになった。

背景には、「臓器不足」と呼ばれる状況がある。移植を待っている患者の数にくらべて、ドナーカードをもって脳死になる人の数がとても少ないから、移植を待っている患者に臓器が行き渡らない。これは世界的な現象である。日本の臓器移植法は、世界的に見てもかなりきびしい条件を課しているから、さらに移植用臓器の数は少なくなる。

それに加えて、現行の臓器移植法の運用指針（ガイドライン）には、十五歳未満の子どもが脳死になったとしても、その子どもから臓器を取り出すことができないという規定がある。肝臓などは大人のものを分割して子どもに移植することができるが、心臓については、そうはいかない。なぜなら、大人の心臓は大きすぎて、身体の小さな子どもには移植できないからである。子どもへの心臓移植には、脳死の子どもの心臓を使うしかない。

だから、現行の臓器移植法を改正して、

(1) 脳死になった本人がドナーカードをもっていなくても、家族の同意があれば移植できるようにする

(2) 親の同意があれば、十五歳未満の脳死の子どもからも移植ができるようにする

という改正案が浮上しようとしている。臓器移植法の付則第二条には、「施行後、三年を目途として必要な措置が講ぜられるべきものとする」と明記されている。臓器移植法の施行が一九九七年であるから、三年後とは、ちょうど今年、二〇〇〇年のことである。

昨年四月、厚生省研究班「臓器移植の法的事項に関する研究」グループ(分担研究者、町野朔・上智大教授)は、研究報告書概要をまとめ、脳死した本人が意思表示をしていない場合、家族が書面で同意すれば移植できるという条項を追加することを提言した。

この条項を追加すれば、自動的に、十五歳未満の子どもからの移植についても、親の承諾だけで可能となる道が開ける。この案が、具体的な改正案として正式に姿を現わすのは、時間の問題であると思われる。

私は、この改正案に反対する(この改正案はまだ然るべき場所で正式に表明されているわけではないが、右の二点を主張する見解のことを、以下暫定的に、「改正案」と呼ぶことにしたい)。

(1)については現行法の条件を堅持するべきであり、(2)については子どもの意見表明を条件とすることが必要である。これは、さらに「児童の権利条約」とも密接に関連することとなるだろう。

本稿では、私の反対理由を述べ、これからの「国民的議論」に一石を投じたい。この社会を運営していくための「ものの考え方」について、われわれは徹底した議論をここで重ねておくべきであると思うからである。

臓器は「みすみす捨てられる」という考え方

臓器移植法は、一九九七年六月に成立した。その精神は、一九九二年に提出された脳死臨調の最終答申を受け継いでいる。脳死臨調は、脳死になった本人の意思が最大限に尊重されなければならないという基本的な考え方を示した。なぜなら、脳死の人の善意を活かす医療こそが移植だからである。

この点をめぐって、その後、紆余曲折があったが、結果的に、臓器移植法は、本人の意思を前提条件とするかたちで制定されたのであった。

現行の臓器移植法は、脳死移植の条件として、次の三つを課している。

（1）脳死になった本人が、事前に、自分の死を脳死で判定してよいという意思表示を書面（ドナーカード）でしていること。

（2）脳死になった本人が、事前に、脳死状態で臓器提供をしてよいという意思表示を書面（ドナーカード）でしていること。

（3）家族（遺族）がそれらを拒まないこと［家族（遺族）がいないときは（1）（2）のみでよ

い」。

これら三つの条件を、すべてクリアしないかぎり、脳死の人からの臓器移植はできない。つまり、交通事故などで誰かが脳死状態になったとしても、まずその人がドナーカードをもっていて、（1）脳死判定について同意しており、（2）脳死状態からの移植にも同意しており、かつ、（3）家族が脳死判定と移植とを拒まないときにはじめて、移植が可能になるわけである。これは、たしかに、かなりきびしい条件を課したものだと言えるだろう。

しかし、私は、もし脳死移植を実施するのならば、この三つの条件は不動の前提としなければならないと考える。なぜなら、脳死移植は、そこに関与するすべての人々が納得するかたちで行なわれなければならないからである。「そんなはずではなかった」と言う人がぜったいに出ないようにしなければならないのだ。そのためには、この三つの条件が必須だからである。

ところが、改正案は、脳死になった人がドナーカードをもっていない場合には、家族の承諾さえあれば移植できるようにしたいと主張する。なぜなら、改正案の論者が言うように、現実には、脳死になる人のほとんどは、ドナーカードをもっていない。だから、脳死になった人の臓器は、ほとんどの場合、「みすみす捨てられる」のである。もし、残された家族の承諾で移植ができるように法改正されたとするならば、脳死になった人からの臓器提供の数が、劇的に増加するはずだ。そして「臓器不足」の解消にも役立つだろうというわけである。

しかし、このような形で脳死移植の制限を緩めることは、臓器移植の精神に反すると私は考える。思い起こしてみよう。脳死の人からの臓器移植は、そもそもどういう考え方から始まったのであったか。

自分が脳死になったときに、自分のまだ生きている臓器を、病気に苦しむ他の患者さんに役立ててほしいという、脳死の人の「暖かい善意」を活かすために、はじまったことではなかったのか。血の通っている身体から生きた心臓を取り出すという手術が正当化されるのも、そのような本人の貴重な意思があるからこそ、ではなかったのか。これこそが、脳死の人からの臓器移植が正当化され得る唯一の原則であったはずだ。

脳死の人からの臓器移植が許されるのは、本人が移植の意思表示をしていた場合に限られるべきである。いくら臓器不足であれ、たくさんの臓器がみすみす捨てられるのであれ、そういった理由でこの原則を崩してはならない。移植に役立てたいという本人の明確な意思を、まわりの人間たちが活かすことのみを、脳死移植と呼ぶべきである。従って、私は、本人の意思が不明の場合には家族の承諾で移植ができるようにするという改正案には断固反対する。

本人の意思が不明の場合は、脳死の人の身体の中にある臓器は、そのまま、そっと、脳死の人とともに大地に返すべきである。その臓器は、誰にも利用されずに大地に帰る権利をもっているとすら私は思う。

もちろん、移植を待ち望んでいる患者さんの生きる権利はどうなるのかという反論もあるだろうが、その権利が行使され得るのは、ドナーの意思が確認された場合に限定されるべきだ。臓器提供の意思が確認されていないドナーの臓器を使って、自分が生きのびる権利というものを、人はもっていないはずである。

ドナーカードをもっていない人の中には、脳死判定や臓器提供をしたくない人も多数含まれているだろう。もし、この改正案が通れば、臓器提供をほんとうは望んでいないのに、自分の意見を書いたドナーカードを所持していなかったというそれだけの理由で、臓器を摘出されてしまう人も出てくることになる。

このようななし崩しの条件緩和は、人間の尊厳に対する冒瀆である。そのような危険性をはらむ改正を行なってはならない。

では、十五歳未満の子どもが脳死になったときに、親が承諾すれば臓器提供できるようにするという点についてはどうだろうか。すでに述べたように、心臓移植を待つ子どもへの移植は、日本では不可能に近い。

海外では、親の承諾があれば移植できる国も多い。この点が、おそらく今年の臓器移植法改正論議の最大のポイントになるであろう。

「十五歳の壁」と親の承諾

なぜ日本で十五歳未満の子どもからの移植が認められなかったかと言えば、民法において遺言が可能な年齢が十五歳以上と定められており、法律的観点からすれば、臓器提供の意思表示は、民法の遺言と類比的にとらえられ得るからである。

改正案は、この「十五歳の壁」をクリアするために、親の承諾があれば移植できるという文言を臓器移植法に追加せよと主張する。そうすれば、十五歳未満の子どもが脳死になったときでも、その親が承諾すれば、脳死の子どもの心臓を摘出して、同じくらいの年齢の患者に移植することができるからである。

私は、親の承諾によって脳死の子どもの移植を可能にしようというこの改正案に、反対する。なぜなら、まず第一に子どもの生命は子ども自身のものであって、親のものではないからであり、第二に、十五歳未満の子どもであっても、自分の死に方と死体の処理のされ方について意思表示する能力は備わっていると思うからである。

だから、ある年齢を超えて十五歳未満までの子どもには、ドナーカードをもつことを許可するべきだと私は提言したい。ドナーカードでは、イエスの意思表示だけではなく、ノーの意思表示もできる。そして、ドナーカードで脳死判定と臓器摘出の意思表示をしている子どもが脳死になって、家族もそれを拒まないときにかぎって、移植ができるようにすればよいのである。

この考え方が、少数意見であるだろうことは、私もよく承知している。この国では、ただでさえ、親が自分の子どものことを所有物扱いする。子どもを道連れにする親子心中が絶えない国なのだ。「子どもを思う親の気持ち」というものが出てくれば、すべての道理が引っ込む社会である。

子どもが脳死になったとき、親が臓器提供に同意するいちばん大きな理由は、この子が死んでも、この子の臓器が誰か別の人の身体の中で生き続けていってほしいという、藁《わら》をもつかむような願いである。親が承諾すれば子どもからの移植ができるようにするという改正案は、このような親の気持ちに強く訴えかけることであろう。

しかしながら、私はあえて、これらの考え方に反対する。自分の生命をどうしたいのかを決めることができるのは、子ども本人のみであり、けっして親ではないし、親の気持ちでもない。自分の生命に関する子ども本人の意思表示というものを、われわれがどこまで尊重できるのかが問われているのである。これは、大人がどこまで本気で、子ども自身の声を聴くことができるのか、という挑戦でもあるのだ。

自己決定でもない中間の方法

子どもにドナーカードをもたせると言っても、五歳の子どもにもたせるのはおかしい。しかし、たとえば十二歳の子どもにもたせることは、それほど不合理なことであろうか。民法で十五歳以上としているのは、遺言等に関する規定だからである。

そこでは、遺産相続や財産分与などの事項を合理的に理解し判断できることが前提となる。そのうえで、子どもに財産の処分権を与えているのである。

しかしながら、臓器移植の場面で問われているのは、「自分の死をどのようにしてほしいのか」ということと、「脳死になった自分の身体をどのように扱ってほしいのか」ということのみである。そこでは、金銭をめぐる複雑な係争が生じるわけでもない。そして、これらは、子ども本人の生と死にかかわる根本問題である。

自分の脳死と臓器摘出という二点にしぼってしまえば、十二歳の子どもに、合理的な判断能力がないとはけっして言えない。したがって、民法との整合性をつけながらも、臓器移植法で十五歳よりも低い年齢設定を試みることは可能なはずである。

ここで私が主張しているのは、十五歳未満の子どもであってもこの二点に関しては判断能力と意思表示能力があり得るはずだということ、そしてドナーカードによって彼らの声を聴いてそれを大人は尊重すべきだということ、そしてこのことを大人の場合と同じように移植の前提条件にすべきだということである。

私の主張のポイントは、生と死について意見表明能力のある子どもの意見はきちんと聴くべきだということである。遺言の場合と同じ意味での「処分権」を、脳死移植の場面で子どもに与えよと主張しているわけではけっしてない。ましてや、子どもに「死に関する自己決定権」を与えよというものではない。

すなわち、子どもの場合は、親による上からの決定でもなく、かと言って子どもによる自己決定でもなく、その中間の方法、すなわち「子どもの意思表示を脳死移植の条件とするが、同時に、親は脳死移植の実施に対する拒否権をもつ」という形にしてはどうかということなのである。

もし子どもからの臓器摘出という道を開くのならば、それは親の承諾という方法ではなく、十五歳未満の子どもにドナーカードをもたせることができるという方法によるべきであると私は提言する。

考えてみれば、移植を待ち望む子どもの場合、「臓器移植を受けたい」というその子の意思表示を、親や移植医が聴き取り、たとえその子が十五歳未満であったとしても、その子の生と死に関する判断能力と意思表示能力を信頼し、「生きたい」というその子の願いをかなえてあげようと努力しているわけである。

だとすれば、同じ基準を脳死の子どもにも適用すべきではないのか。たとえ十五歳未満であったとしても、大人は子どもの意思表示能力を信頼し、ドナーカードで意思表示をする可能性を開くべきではないのか。そしてその子が意思表示をしていない場合は、いさぎよく臓器提供をあきらめるべきではないのか。

「児童の権利条約」の精神を適用する

子どもからの臓器摘出という問題は、実は、いわゆる「子どもの権利」と直接に関連する。子どもは、「自分はこういうふうにしたい」とか、「自分はこういうふうに扱われたい」ということを、大人に向かって要求する権利をもっているはずだ、という考え方を「子どもの権利」と呼ぶ。「児童の権利条約」が一九八九年に国連総会で採択され、日本もそれを批准した。日本では、とくに教育の分野において、子どもの権利をどのように考えていけばいいかという模索がなされている。これは、しかし教育だけの問題ではなく、生と死をめぐる医療の領域にまで拡大して議論されるべきものなのである。

児童の権利条約の精神を、脳死の子どもからの移植という問題に適用して考えれば、私が提言するところの、子どもにもドナーカードをもたせてよいことにせよという立場を支持するものとなると思われる。その理由を述べてみたい。

児童の権利条約は、親は子どもをきちんと保護する義務を負うという発想と、子どもは自分の意見を大人に聴いてもらい、いやなことはされない権利をもっているという発想のあいだの、せめぎあいのなかで成立している。そして、子どもは、発達段階に応じて制限された権利をもつのである。このような枠組みの中で、どうすれば子どもの意見をもっとも尊重し、彼らの生存と自由を守ることができるのかというのが児童の権利条約の精神なのだ。

具体的な条文を見てみよう。

まず第六条に「生命に対する権利」がある。すべての児童は生命に対する固有の権利を有する、とされている。ここでの「生命」は life の翻訳である。世界人権宣言で謳われた「生命に対する権利」を子どもにも認めるわけである。医療で生と死が問題となる場面での、生命に対する権利を、子どもにも保障しているわけである。

第一二条は「意見表明権」である。自己の意見を形成する能力のある児童は、その児童に影響を及ぼすすべての事項について、自由に自己の意見を表明する権利がある。その場合、児童の意見は、その児童の「年齢及び成熟度に従って相応に考慮される」。そして児童は、自分の意見を聴取される機会を与えられる。

すなわち、この条文を素直に読めば、子どもはドナーカードによって、脳死判定および臓器摘出に関する自分の意見を自由に表明する権利をもっており、それを大人によって聴取される機会を与えられる、ということになる。

ここでの問題は、「自己の意見を形成する能力」がいつから芽生えるかということだが、すでに述べたように、民法では十五歳以上ということになっている。しかしながら、これは遺言等についての基準であり、自分の生と死をどうするかという点にしぼれば、それについて自己の意見を形成する能力が芽生える年齢はもっと下がるはずである。

たとえば、家庭裁判所においては、一般に十五歳未満の子どもからも職権で意見を聴取することができるとされている。校則に関しては、中学においても子どもの意見をできるだけ聴取し、かつそれを校則その他に反映することが望ましいというふうに児童の権利条約を解釈する論者もいる（波多野里望『逐条解説・児童の権利条約』有斐閣 八六頁）。

すなわち、事柄によっては、たとえ十五歳未満であっても、自己の意見を形成する能力があると推定されているケースがすでにあるわけである。自分の生と死をどうするかという事柄についても、十五歳未満でその能力が形成され得るとする余地は充分にある。

もちろん、子どもの意見を聴取したとしても、それを受け入れるかどうかは大人の側が最終決定するわけである。しかしながら、子どもの意見表明を真摯に聴き、最後までその線に沿って子どもの意見の実現の可能性を探る倫理的責務を、大人の側は負っているはずである。

子どもにドナーカードをもたせることは、大人がその責務を果たすための重要なステップになるのではないだろうか（当然、子どもの意見と親の意見・感情が最終的に対立することはあり得る。その場合は、移植を強行してはならない）。

第一四条は「思想・良心・宗教の自由」である。子どもは、親からの指示を受け、かつ公共の秩序に反しないかぎり、思想、良心、宗教の自由、信念を表明する自由をもつ。自分の死を脳死で判定してほしいか、ほしくないかというのは、まさに思想・宗教の自由である。ドナーカードでそれを表明するのは、生と死に関する信念を表明する自由である。子どもはこれらを保障されるわけだから、ドナーカードをもつことをこの条項は支持すると言える。ただし、子どもがドナーカードをもつときには、親とよく話し合う必要があるということであろう。

同意のない臓器摘出は児童虐待である

第一九条は「虐待・放置・搾取からの保護」である。児童は、親などから、暴力、傷害、虐待、放置、搾取、性的虐待などを受けないように保護されねばならない。

具体的には、人身売買、強制労働、強制売春、児童虐待などを受けないようにしなければならない。北側諸国においては、とくに家庭内での児童虐待・性的虐待が焦点となる。

子どもへの虐待の事実は、最近になって、ようやく深刻な社会問題として浮上してきた。親からの性的虐待のことを考えてみれば分かるが、子どもは、自分が望んでいないことを無理やり親に強制されるわけで、それがどのくらい子どもの尊厳を踏みにじっているか、計り知れないものがある。

この条項は、親の欲望や都合によって子どもの生命・身体を左右することの不正を、あばいたものと言える。親の願望と子どもの希望は断じて別物である。そこに一線を画すべきである。

子ども本人の同意のない脳死判定と、臓器摘出は、この意味での児童虐待に当たると私は考える。

子どもが、脳死になった自分の身体にメスを入れて臓器を摘出してもよいという意思表明をしていないのに、脳死の子どもの血の通った身体を刻んで臓器を摘出するのは、その身体侵害の暴力性において、性的虐待にも似た児童虐待ではないだろうか。

その子は、ほんとうは、自分の身体に傷をつけずに天国に飛んでいきたかったのかもしれないのだ。それをただ表明していなかっただけかもしれないのだ。そういう可能性が僅少ではあれ残っているにもかかわらず、この子の臓器が誰かの身体の中で生き続けてほしいという親の願いでもって、臓器摘出することは、虐待以外のなにものでもないと私は思う。

法的には、脳死後は「死体」なのだから「虐待」は成立しないという論理があるかもしれない。しかし、脳死になった子どもの身体に対して当然はらうべき「敬虔の念」に抵触すると考えるべきである。

それが虐待であるとみなされないのは、子どもがあらかじめ、ドナーカードによって、脳死判定と移植についての意思表示をしていたときだけなのである。子ども本人が意思表示していない場合は、大人の場合と同じように、臓器摘出を控えるべしというのが、児童の権利条約から導かれる結論のように思われる。

私も人間であるから、脳死になった子どもの臓器が誰かの身体の中で生きていてほしいと願う親の気持ちは、本当にこころから理解できる。その親の気持ちを重々分かったうえで、私はあえてこの提言をしているのである。

直面する「死の教育」

臓器移植法改正についての私の意見をもう一度まとめておこう。まず、「本人の意思表示がない場合には、家族の承諾があれば移植できる」という改正案には反対する。本人の意思表示がない場合は、現行法どおり、移植を行なってはならない。

次に、「十五歳未満の子どもからの移植については、親の承諾があれば移植できる」という改正案にも反対する。もし脳死の子どもからの移植を行なうのならば、子どもにもドナーカードをもつことを許可し、子ども本人の意思表示がある場合にのみ移植できるようにするべきである。その場合の意思表示可能下限年齢は、別途定めなければならないであろう。意思表示能力に関しては、知的障害者（児）をどう扱うのかという問題が残るが、現行の指針（ガイドライン）に明記されているように、「当面、法による脳死判定は見合わせる」べきであろう。

子どもの脳死についての私の意見は、極端すぎると言われるかもしれない。子どもに、自分の死に方についての意見表明を求めるのは酷であるという反応が多いのではないかと思う。

しかし、酷だから、子ども本人には意見を聴かず、そのかわりに親が決めるというのは、それが子ども本人の生死にかかわっているかぎり、越権行為だと思う。他の事柄であれば、許容できるパターナリズムなのかもしれないが、本人の生と死については話は別ではないだろうか。

では、具体的に、どうやって子どもにドナーカードをもたせるのか。ここでわれわれは、「死の教育」についての難問に直面することになる。

子どもにドナーカードをもたせるには、家庭で、あるいは学校で、子どもに「死」のことを正面から話さなくてはならなくなる。「ペットの死」や「おじいちゃんの死」についてではなく、目の前にいる「子ども自身の死」について話をして、子どもに、自分が死ぬときは脳死でいいのか、脳死状態から臓器を移植したいかについて聴かねばならない。

そして、子どもと対話して、子どもに意思表示をうながさねばならない。そういうことをできるほど、われわれ大人は、死についてオープンであろうか。ここでもまた、われわれは試されることになる。

臓器移植法が成立し、脳死移植が再開されたからと言って、脳死臓器移植の問題はけっして終わってはいない。それは、われわれの生きている現代文明のアキレス腱を、遠くから狙いすましている。諸外国でも、日本の脳死の議論に注目する人々が現われはじめている。

この問題は、これからもしぶとく議論し続けていかねばならない。

＊富士短期大学の後藤弘子氏から貴重な助言をいただいた。

決定版のあとがき

『脳死の人』が、このような形で、ふたたび読者の手に届くようになった。これは私の二冊目の書物なのだが、おそらく私がいままで書いたもののなかで、もっとも「よい本」だと思うし、私はこういう本をもう二度と書くことができないだろう。一〇年以上前に書かれたものなのだが、いま読み返してみても、この本で指摘したことは、まったく色あせていない。初版の「おわりに」のなかで、「本書は、一九八九年の時点での、世界の生命倫理研究の最先端に位置するものであるという自信を私はもっています」と書いている。もちろんこれは、まだ未熟であった私の若さが書かせた文章だ。

しかしその後の世界の脳死の生命倫理研究の流れは、ここにきて、驚くべきことに、「脳死の人」で私が提言したような方向へと論点をシフトさせつつある。脳死は関係性の問題であり、家族による死の受容のプロセスが重要だという論点が、ようやく彼らの議論のなかに現われはじめたのである。それにともなって、日本の脳死論議に注目する海外の研究者も出てきている。彼らの目からは、日本のほうが、脳死と臓器移植について、緻密できめ細やかな議論をしてきたように見えるのである。おそらく、今後、本書をはじめとする日本の脳死論が、各国語に翻訳されて、海外で読まれていくことだろう。日本の生命倫理の議論が、海外の人々にも共有されていくとすれば、それはすばらしいことだと思う。

一九九八年から、私は「生命学ホームページ」を立ち上げて、自分の書いた文章を全文掲載する試みを続けてきた。掲示板などを通して、関心を同じくする者たちの交流の場もできはじめている。決定版の増補に収録したような、臓器移植法改正案に対する反対運動も、二〇〇〇年二月より、「生命学ホームページ」にて開始した。改正案を発表した町野朔氏の論文や、それに対する反論・対案などを掲載し、公開の場所での討論が始まっている。生命倫理に関する立法過程の議論に、はじめてインターネットが市民の側から本格的に関与したのである。関心ある方々は、ぜひ訪れてみてほしい。

二〇〇〇年から、英語版ホームページ International Network for Life Studies を開始した。英語を利用して、関心を同じくする海外の人々とも交流を深めようと考えている。私の書いた文章の英訳を、このホームページに掲載していく予定である。『脳死の人』の英訳もすでに開始している。おそらく二一世紀の生命倫理や生命学の議論は、インターネット上でもっとも活発になされることになるだろうし、私の作品発表の場所もまた、書籍から、ホームページへと徐々に移行していくことだろう。

それにもかかわらず、『脳死の人』増補決定版の出版を決意してくださった法藏館には、深く感謝している。なお、現在執筆中の本格的文明論である「無痛文明論」も、いずれ法藏館より出版される予定である。

生命学ホームページ（日本語）
http://member.nifty.ne.jp/lifestudies/index.htm
International Network for Life Studies (English)
http://homepage1.nifty.com/lifestudies/index.html

二〇〇〇年二月一日　大阪市にて都会の騒音を聞きながら

森岡正博

『**脳死の人**』

初版　一九八九年　東京書籍

文庫版　一九九一年　福武文庫

増補決定版　二〇〇〇年　法藏館

〈増補の初出〉

移植前夜、循環器病センターでの講演（未発表）

子どもにもドナーカードによるイエス、ノーの意思表示の道を（『論座』朝日新聞社、二〇〇〇年三―四月号）

森岡正博（もりおか　まさひろ）
1958年生まれ。東京大学大学院人文科学研究科博士課程単位取得。現在、大阪府立大学総合科学部教授。研究テーマは、生命学、哲学、現代思想、科学論。著書に『宗教なき時代を生きるために』(法藏館)、『生命観を問いなおす』(ちくま新書)、『自分と向きあう「知」の方法』（PHP 研究所）他。編著書に『「ささえあい」の人間学』『現代文明は生命をどう変えるか』（共に法藏館）などがある。

増補決定版　脳死の人
—生命学の視点から—

二〇〇〇年七月二〇日　初版第一刷発行

著者　森岡正博
発行者　西村七兵衛
発行所　株式会社 法藏館
京都市下京区正面通烏丸東入
郵便番号　六〇〇-八一五三
電話　〇七五(三四三)五六五六
振替　〇一〇七〇-三-二七四三

印刷　亜細亜印刷　製本　常川製本

乱丁・落丁の場合はお取り替え致します
ISBN4-8318-5603-7　C1036